健康社会学
～理論体系モデル試論～

島内憲夫 著

KS
垣内出版

はしがき

　日本での健康社会学の誕生は、1987年4月1日である。1986年にデンマークのコペンハーゲン大学医学部社会医学研究所に留学中に、保健社会学の講義をしていた恩師澤口進先生に、保健社会学を健康社会学に名称変更をする旨を伝え、帰国後、1987年4月1日保健社会学研究会を健康社会学研究会に名称を変更して、初代の代表に就任し、活動を開始した。

　想えば、1986年は、私にとって大きなターニング・ポイントの年であった。当時、日本では、WHOが1978年に旧ソ連のアルマ・アタで開催された国際会議で「プライマリ・ヘルスケアに関するアルマ・アタ宣言」が提唱されて、この分野、特に公衆衛生分野の研究者は、このプライマリ・ヘルスケアの虜になり、この概念と戦略を広めるため、急進的な活動をしていた。恩師の山本幹夫先生もその一人であった。1978年に日本プライマリケア学会（現在、日本プライマリケア連合学会）が設立されたが、私も山本幹夫先生に誘われて、この学会の会員になった。このような状況の中、「1986年に提唱されたWHOのヘルスプロモーションに関するオタワ憲章の推進をしたい！」と山本幹夫先生に申し出たところ「ようやくプライマリ・ヘルスケアが、日本に定着してきた時に、ヘルスプロモーションを推進することには賛成できない」と断られてしまった。私は、「WHOのヘルスプロモーションは、プライマリ・ヘルスケアといわば車の両輪で、21世紀の健康戦略としてWHOが推進しているものです。」と答えたが、私の考えには同意して頂けなかった。そこで、仲間と共に、1987年に健康社会学研究会を組織し、初代の代表として日本で最初のヘルスプロモーション・ムーブメントを開始した。現在は、2002年8月3日に設立された日本ヘルスプロモーション学会を賛同者と共に組織化し、初代の会長となりこの分野の牽引をしている。2022年10月31日で20年間務めた学会長職を辞する予定である。

　WHOは当初、プライマリ・ヘルスケアは発展途上国向けの健康戦略とし

て、ヘルスプロモーションは先進国向けの健康戦略として開発していた。その後、2つの健康戦略は両国にとって、必要不可欠な健康戦略として位置づけられている。

さて、健康社会学に話を戻すと、実は恩師が保健社会学の必要性を訴えていた頃、日本では医療社会学が主流であった。澤口先生は、「医療は医師－患者関係の研究が中心なので、地域住民に焦点を絞った保健婦による保健活動が重要だ」と口癖のように話していた。

私は、医療・保健を越えて、人びと中心の健康の研究が必要だと構想していた。デンマークのコペンハーゲン大学医学部社会学研究所に留学中の1986年の8月頃に、当時保健医療社会学研究会を率いていた園田恭一先生と山手茂先生に「健康社会学研究会に名称を変更するべきではないか」と手紙をコペンハーゲンから送った。しかし、返事は二人とも「時期尚早だ」と否定的であった。何と皮肉なことに、1986年の暮れに「世界国際医療社会学会議（Sociology of Medicine）」が、名称を「国際健康社会学会議（Sociology of Health）」に変更したのである。私の直感は当たっていた。私はSociology of Health を「健康社会学」と訳すが、日本の多くの研究者は「保健医療社会学・保健社会学」と訳している。当時も、現在においても、保健・医療の囚われの身になっており、病者・患者や医者－患者関係に興味があるのだろう。ヘルスプロモーションに関するオタワ憲章で強調された "beyond health care" への意識変革には、まだまだ時間がかかりそうだ。

ともあれ、「保健医療システム」の構築を越えた「健康社会システム」の構築を目指した一つの試みとして、本書で「健康社会学の理論体系モデル」を提示し、併せて「健康社会学の実践的課題～生涯健康学習の構想～」について、私見を述べさせて頂いた。忌憚のないご意見・ご批判を頂きたい。

最後に私事であるが、私にとっては大事なことなので、申し上げておきたい。「健康社会学」は順天堂大学体育学部健康学科（現：スポーツ健康科学部健康学科）の1講義科目として、日本で最初に1992年に開講された。それまでは、恩師澤口進先生が「保健社会学」の名称で1959年に順天堂大学

体育学部健康教育学専攻の科目として日本で最初に講義をされていた。私は、先述したように1986年、デンマークに留学中に恩師に名称変更を申し出て、1987年4月1日より健康社会学研究会を組織しその普及に努めてきた。私は2015年3月31日まで順天堂大学スポーツ健康科学部健康学科で「健康社会学」の講義を担当してきた。2015年4月1日から順天堂大学国際教養学部の特任教授として「ヘルスプロモーション」の講義と「ヘルスプロモーション・健康社会学」ゼミナールを担当し、2021年3月31日まで勤め、退職した。2015年からスポーツ健康科学部では、教え子の助教の鈴木美奈子先生が「健康社会学」の講義を担当していたが、2019年4月からスポーツ健康科学部から国際教養学部に移籍し、准教授として「ヘルスプロモーション」の講義と「ヘルスプロモーション・健康社会学」ゼミナールを担当し、「健康社会学」を継承して下さっている。「健康社会学」の開講学部は、「スポーツ健康科学部」から「国際教養学部」に移ったが、順天堂大学で誕生した「健康社会学」は、現在も成長を続けているし、健康社会学の灯は消えることとはないだろう。

＊）健康社会学の定義

　健康社会学とは、人々の健康を支えている現実を人生、愛、夢そして生活の場である街、地域社会、職場、学校、家族、保健医療施設等との関係において理解した上で、その健康を創造する知識と技術（ヘルスプロモーション）を社会学的視点から明らかにしていく科学である。（島内憲夫・鈴木美奈子：健康社会学講義ノート、垣内出版、2005）

　ここで、本書の複雑な図表の作成に戸惑っていた私に代わって、入稿に必要な図表の作成を快く引き受けて下さった順天堂大学大学院医学研究科博士課程1年の池田汐里さんに、心より御礼を申し上げたい。
　最後に、本書の出版を快くお引き受け下さった垣内出版の峯達朗社長、そして懇切丁寧な校正をして下さった峯亜矢様に、心より感謝申し上げる。

また、前垣内出版社長の故垣内健一様にこの書籍をご存命中にお見せできなかったことが悔やまれる。私が若かりし頃、垣内健一様から「あなたの構想していることを書籍にまとめてみませんか!」と一言お声をかけて頂いたことが、きっかけで垣内出版から多くの書籍を出版させて頂いた。私の研究者としての礎石は、垣内健一様のこの一言にある。この場をお借りして、心より御礼申し上げる。

令和3年8月3日
佐倉市の自宅にて
順天堂大学名誉教授
島内憲夫

本書を最愛の妻、暁美に捧げる!

目次

第Ⅱ部　健康社会学の理論的根拠

第Ⅲ部　健康社会学の実践的課題 ～生涯健康学習の構想～

第Ⅰ部

健康社会学の理論構成
～体系化をめざして～

はじめに ～健康という奇跡を求めて～

　人類史という舞台に登場してきた全ての社会は、例外なく生や死、健康や病気をめぐる生物学的・社会的に重要な出来事（events）に対して特別の関心をはらっており、それぞれに対する対処の仕方を備えていた[1]。その対処の仕方は、それぞれの社会システムにおける「均衡」（equilibrium）の特徴に由来している。すなわち一定の状況の中で、ある人間に対してその状況を変えるような病が加わったとすると、それによって変化する形態を現状に戻す傾向をもった反作用（対処）が生じるからである[2]。この対処は、きわめて動的均衡状態（dynamic equilibrium）といえるものである[3]。

　しかし、近代医療の発展はこの自然発生的な「動的均衡状態」を崩壊せしめるような過医療の状況下にある。すなわち、専門分化が人びとの日常生活に密着した基本的なヘルス・ケアやヘルスプロモーションを軽視した形で君臨し、専門家の独占的な対処の仕方を人びとに押しつけ、人びとが彼らの長い歴史過程の中で受け継いてきたセルフ・ケアや自助努力の精神と力を奪いつつある。そうした危機的社会状況を克服するためには、人々が「自らを取り巻く環境に対しいかに適応するか」という認識をもち、ヘルス・ケアやヘルスプロモーション、換言すれば健康社会システムづくりを実施してゆくことが何ものにもまして重要である[4]。さらに換言すれば、人々が自らの主体性

を考察した自己自身による「健康社会システムづくり」の重要性が叫ばれているのである。この健康社会システムづくりの主体的実践には、「人々が人間関係に於いてのみ初めて人」たりえるという認識とそれを前提とした動物社会には存在しない人間特有のエネルギー、すなわち「人と人との交わり」によってのみ生じるエネルギーが必要不可欠なのである。なぜなら、すべての人間が相互依存的存在だからである。

　健康社会学的創造力は、この人間のもつ相互依存性によるエネルギーを媒介とした主体的な健康社会システムづくり活動を、より高次のものとするための抽象化の作業でなければならないと思われる。なぜなら、「現実」そのものが「理論」的に動いているからである。

1. 健康社会学的創造力の基礎

(1) 健康社会学的創造力の出発点 ～世界の学者から学ぶ～

　健康社会学的創造力の出発点は、「自由」の自覚である。そもそも社会学は、ギデンズ.Aによれば、「我々の思いやりや想像力を確かにし、我々自身の行動の源に対する新たな視座を切り開き、我々自身のものとは異なる文化的背景についての認識を深めていく」という役割を有している。また、創造力は、想像力と理性そして感性との微妙な共演から生まれてくるものと考えられている。ミルズ.C.Mによれば、「社会学的な想像力とは、『熟知している自らの型にはまった毎日の生活を新たな目で見直すために、そうした当たりまえのことから"離れてものごとを考え"られること』を、何にもまして必要とするのである。」換言すれば、社会学の研究者は「自分の置かれた個人的な状況が思惟に直接及ぼす影響から自由に離脱できる、そういう人間」でなければならないのである。また、「社会学の研究は、単に型にはまったやり方で知識を獲得していく"だけのものではない"」という自覚も有していなければならないのである。

　宮島喬も「社会学的想像力」の重要性をつぎのように述べている。「今日

の社会学のいくつかの分野は、"モデルなき未来"というものを予感しつつある。…社会学は、検証可能な事実から"中範囲"の理論化をおろそかにすべきではない。しかしそこから先も重要である。可能な限り、"モデルなき未来"のなかに社会の変動の方向を見通し、起こりうる問題を洞察する努力をすべきだろう。『社会学的想像力』の重要性をあらためて思うのである。[8]」

（2）健康社会学的創造力を養う2つの方法

　健康社会学的創造力は「社会的なもの」「個人的なもの」との関係を考察する力を生み出す。

　ギデンズ、A.によれば、「社会的思考は、自己理解にとって不可欠な手段であり、また変わって逆に自己理解は社会的世界に対する理解をより一層増進させることが可能である。[9]」

　グルードナー、W.は、「知識の探求者が一方では自己を知ること、つまり自分は誰であり、何者であり、どこにいるのかといったことと、他方では他者およびかれらの世界について知ることとは、同じひとつの過程の二つの側面なのである。[10]」

　筆者は、ギデンズ、Aとグルードナー、W.を意識しつつ、健康社会学的創造力を養うための方法として、つぎの二つの方法を編み出した。1つは、私的な方法（自己発見に関わる問題）、2つは公的な方法（社会発見に関わる問題）である。

1）私的な方法（自己発見に関わる問題）

　私的な方法には、つぎの5つの事柄が含まれている。①**素直な驚きを大切にすること**、②**自らの「心の窓」を開く鍵を見つけること**、③**人生を考察すること**、④**愛することの意義と可能性を考察すること**、⑤**健康であることの価値（意味）を考察すること**、である。

① 素直な驚きを大切にすること

　素直な驚きは新しい発見の原点である。それは、自らの感性（五感）を磨くことから始まるのである。換言すれば、「美しいものを美しいと素直に感ずること」ができるような、「心の実感力」を養うことである。なぜなら、「感性的なる者」のみが、「理性的なる者」になり得るのだから。

② 自らの「心の窓」を開く鍵を見つけること

　自らの存在理由を知ろうと思えば、まず他者に対して自らを開くことである。なぜなら、他者は「自己の鏡」であるからだ。自らを発見するためには、他者の「まなざし」に注意を深く向け、自らの「心の窓」を開き、そして他者との関係において自らを見つめ直すことが大切である。例えば、一つの花（自分）の美しさについて表現する時、太陽の光（自分）で照らし出した美しさもあれば、月の光（他者）で照らし出された美しさもあることに気づくことが大切なのである。それは、物事を見る時の判断を常にフリー・オープンにしていることによって可能なのである。

③ 人生を考察すること

　自らの人生の持つ意義を考察することは、自己発見の最大の機会である。残念ながら、この自らの人生の考察は人生半ばの年齢（40歳前後）に達してようやく始まると言っても過言ではない。多くの場合、そのきっかけは肉親、特に父親・母親の死である。それゆえ、青年期には哲学的な思考の力を借りて、人生の意義を考察しなければならないのである。哲学的に言えば「人生は他者との経験の旅」である。実際、我々はまだ子どもであろうが、大人であろうが、我々の考え・悩み・願い・計画の圧倒的部分は他者〜一個人であれ、集団であれ〜をめぐって養われている。こうした事実は、人生という大きな舞台を設定しない限り理解することはできない。

④愛することの意義と可能性を考察すること

「愛こそすべて」、多くの批判があろうともこの言葉は普遍である。健康な人間は、愛する人と心からの関係をもちその人間の幸福を願う気持ちを示すものである。また、愛は人間的な配慮・思いやりによって創造される。しかし、「なぜ愛こそすべてなのか」と疑問も出てこよう。「なぜ愛こそすべてなのか」と尋ねられれば、「人間が愛を求め続ける限り、愛すること以外に幸せになる方法を見出せないからだ」と答えるしかない。筆者は、愛をつぎのように考えている。

愛するとは、愛する人と共に「今」を生きていることの喜びを共感し、未来を力強く生き抜く力を生み出す主体的な行為である。また、愛は我々に共に「いる・ある」ことの価値とマナーを自覚させてくれる。

⑤健康であることの価値（意味）を考察すること

人々に「病気の時どうするの?」と尋ねれば、多くの人は「医者にかかる」「病院に行く」「家で寝ている」などと回答する。「死んだらどうするの?」と尋ねれば、「墓場に行く」「天国に行く」「葬式をする」などと回答する。

では、人びとに「元気（健康）な時どうするの?」と尋ねれば、どのような回答をするのであろうか。しばらく考えた後に、「仕事に行く」「学校に行く」「公園に行く」「図書館に行く」「喫茶店に行く」「レストランに行く」「カラオケに行く」「カルチャー・センターに行く」「デパートに行く」「世界一周旅行に行く」「山登りに行く」「ボランティアをする」「散歩をする」「ゴルフをする」「テニスをする」などと回答する。この回答にみられるように、「健康」な時の人びとの行動範囲と内容は、「病気」の時とは比べものにならないほど大きく多様である。そうすることによって、病院や施設を中心とした従来の「病気を治す」という医療戦略を越えその範囲を拡大し、家庭・学校・職場・地域・街・自然などのあらゆる生活の場を中心とした「健康をつくる」という全く新しい健康戦略（ヘルスプロモーション）への転換が可能となるのである。

2）公的な方法（社会発見に関わる問題）

　公的な方法には、つぎの5つが含まれている。それは、①特定の人びとよりも一般的な人びとに注意を払うこと、②「病的」側面よりも「健康的」側面を重視すること、③社会構造を健康的な方向に変革する活動をすること、④健康な社会を築く歴史・社会的必然性に気づくこと、⑤コミュニティ・人びとの承諾を得ること、である。

①特定の人びとよりも一般的な人びとに注意を払うこと

　健康社会学を目指す者は、病気や障がいをもつ人びとに関心を向けることはいうまでもないが、それ以上に日常生活を営んでいる一般的な人びとに焦点を置くことが大切である。

②「病的」側面よりも「健康的」側面を重視すること

　人びとの生活上で生じるさまざまな出来事をマイナス（病的）にのみ捉えないで、プラス（健康的）な側面を発見し見直してゆくことが大切である。なぜなら、医師を中心とした保健医療の専門家はややもすると病気を発見し病名をつけること（脅す：ラベリング効果）にのみ注目し、患者の健康的な側面を見出し支えること（ほめる：ピグマリオン効果）にあまり関心を示さないからである。それは、人間が他人の悪いことにはすぐに気づくが他人の良いところにはなかなか気づかないこととよく似ている。

③社会構造を健康的な方向に変革する活動をすること

　健康社会学的創造力を活かすためには、人びとの健康を脅かし社会的な生活問題をもたらしている現実に出くわした時に、人びとのニーズに即した方法でその社会の仕組みを変えてゆく努力をしてゆくことが大切である。それは、自らの置かれた状況と立場によって異なるものと考えられるが、その姿勢は皆同じでなければならない。

④ 健康な社会を築く歴史・社会的必然性に気づくこと

　健康な社会を築くために行われている活動は、歴史を振り返ってみれば、そこには一つの必然性を見出すことが可能である。健康を守り高めるための活動は、医師の存在しない時代には祈祷師や長老等への依存は見られたものの基本的には人びと自身や家族の自助努力によって行われていた。しかし、近代医学が生み出した医師の誕生によって健康を守り高める活動は病気に焦点を絞った形で医師を中心とした専門家主導の形で行われるようになった。しかしながら、その活動の限界性に気づいた市民・住民・患者が立ち上がり、現在では素人の主導、あるいは専門家との協同で健康を守り高める活動をする方向へと大きな転換を迫っている。これは、日本のみならず世界的な傾向である。このように、健康な社会を築く歴史・社会的な必然性に気づく、歴史を先取りする思考の展開が求められているのである。

⑤ コミュニティ・人びとの承諾を得ること

　コミュニティにおいては、たとえそれが科学的知見に基づくものであったとしても行政や専門家のニーズに基づいた効率性や経済性を第一に考えた政策づくりやサービスの展開は避けるべきである。なぜなら、問題を抱えているのはそこに住んでいるコミュニティの人びと自身であるからである。このような意味合いからコミュニティ活動の権限をコミュニティに付与するべきである。（コミュニティ・エンパワメント）

　以上、健康社会学的創造力を養う基礎的な方法について要点を述べてきたが、ここでつぎのことを確認しておきたい。それは、「私的な方法」と「公的な方法」は、どちらか一方のみで成立するのではなく、両者の協力によってはじめて一つの健康社会学的創造力を生み出す、ということである。また、「我々が今成している仕事や科学的知見が時代遅れになるという運命を背負っている」ということも付言しておきたい。

（3）まとめ

　健康社会学的創造力の魅力とそれを生み出す方法について論じてきた。最後に、もう一度その方法の中心を成す考え方を述べ、この項の「まとめ」としたい。

　健康社会学的創造力は、「どんな出会いや出来事や思考にも、それなりの価値や意味がある[11]」と信じるところから生まれる。ここに紹介した社会学者は、筆者に健康社会学的創造力を生み出す学問的な影響力を与えてくれた先人である。また、個人史の中で出会った人びと、特に教え子たちは「自分らしさ」を生み出す重要な他者である[注1]。生きている限り、筆者はこれらの人びととの真摯なエネルギー交換をする中で、健康社会学的創造力を養い続けて行くことであろう。「子どもという哲学者」のように…[12]。

注・参考文献

注

注1）本書P.105付記：個人史の中の健康社会学〜健康社会学的創造力の源泉（エネルギー）〜 を参照。

参考文献

1)　① Alex Inkeles.,What is sociology, 6（Prentice-Hall）, 1964. アレックス・インケルス、辻村明訳『社会学とは何か』P.114、至生堂、1972 年より引用。
②この点に関して、Dubos も「どんな原始的結びつきが弱くても、人間集団はみんな、なんらかの形で共通の健康を守る組織をもっていた」と述べている。（R. デュボス、田多井吉之介訳『健康という幻想』、P.175、紀伊国屋書店、1971.）

2)　新睦人・中野秀一郎：社会システムの考え方、P.35、有斐閣、1981.

3)　新睦人・中野秀一郎：前掲 2）P.35.

4)　島内憲夫・助友裕子：ヘルスプロモーションのすすめ－地球サイズの愛は、自分らしく生きるために－、垣内出版、2000.

5)　和辻哲郎：人間の学としての倫理学、P.11, 岩波書店、1966.

6)　Giddens, A:Sociology, Polity Press, Cambride,（ギデンズ、A. 松尾精文訳：社会学、両立書房、1993.）

7)　Mills, C.W.：The Sociological Imagination, Oxford University Press, 1959. ミルズ、A.（松尾精文訳：社会学的創造力、両立書房、1993.）

8)　宮島喬：序論、現代と社会学、宮島喬編：現代社会学、有斐閣、1995.

9)　Giddens, A:Sociology, Polity Press, Cambride,（ギデンズ、A. 松尾精文訳：社会学、両立書房、1993.）

10)　Gouldner, A.:The Coming Crisis Western Sociology, Basic Books Inc. New York（グールドナー,A.W. 栗原 彬他訳：社会学の再生を求めて〈3〉自己変革の理論、新曜社、P.214、1975.

11)　フェルッチ（泉典子訳）：子どもという哲学者、P.160、草思社、1999.

12)　フェルッチ（泉典子訳）：前掲書 11）、P.214.

2. 健康社会学の理論構成

　先述したように、健康社会学の理論構成は、人間のもつ相互依存性による
エネルギーを媒介とした主体的な健康実践活動を、より高次のものとするた
めの抽象化の作業でなければならない。次節で、理論体系モデルについて、
順次論述していこう。

（1）健康社会学の理論体系モデル

　健康とは何か？　それは人間存在にとっていかなる意義と限界を有するか。
この問いはなんら高等な問いではなく、きわめて日常的な問いなのである。
経験科学としての健康社会学は、健康の構造と動態を固有の社会学的な視角
から明らかにすることによって、そうした問いに答えようとするものでなけ
ればならない。また、健康と社会との関連を固有の問題性において把握する
という広く包括的な問題視角と、過去から現在に至るまでの人間の健康構造
の歴史的な展望と、健康の本来の意味に対する批判的・客観的かつ包括的な
方法態度が、健康と社会との関連を分析する学としての健康社会学には要請
されているのである。[1]

　ここに健康社会学の理論体系モデルを提示することにより、その全体像を
明らかにしてみたい。もちろん、このモデルは現実の諸現象を抽象した限り
での意味しかもたないが、このモデルを通して健康社会学的なるものの有意
味性を探索してみよう。

　健康社会学の学的体系は、感性的人間論から理性的人間論へのひとつの道
程とでもいえるものである。[2]すなわち、健康社会学の出発点は感性的な人間
理解から始まる。その人間を健康の要素と病気の要素との矛盾的統一体とし
てとらえ、健康概念の確定を試み、その概念を日常世界、すなわち生活概念
の中に位置づける、さらに、健康と病気をめぐる多様な人間行動を包括的に
表現するものとして「健康行動」なる概念を導き、その健康行動の広範な側
面における全体的な形成・変容を表している「健康の社会化」なる概念を構

築する。そして、この健康の社会化の中心的な担い手として「健康的小集団」なる概念を操作的に位置づけ、その小集団を生みだす「場」の表出を試みる。このような「健康的小集団」を媒介とした健康の社会化の過程で形成・変容される標準化された健康行動の様式は、必然的にその周囲に社会の基本的欲求である健康欲求をみたすための共通の価値と規範のセット（健康 価値・規範）や共通の手続き（ヘルス・ケア〜増進・予防・治療・リハビリテーション〜とそれらを包含するヘルスプロモーション）、そして社会関係の組織化（一般市民・専門家・行政官の織りなす動きや仕組み）された体系としての健康社会制度を構成する。[3]

　この健康社会制度は、健康社会学的分析対象の出発点であると同時に基礎概念の到達点でもある。我々は、この両面価値を有する健康社会制度の存在を重要な「鏡」としながら、生と死の境界線上の状況分析を 1）人間、2）健康、3）健康行動、4）健康の社会化、5）健康的小集団という 5 つのキー概念を用いて、我々にとって最も現実的なものであり、慣れ親しんでいる日常生活の世界である地域社会、病院、職場、学校、家族、個人を分析対象として、その対象にシステム・アプローチを試み、地域社会から個人の世界に下降し段階的に解明していかなければならない。

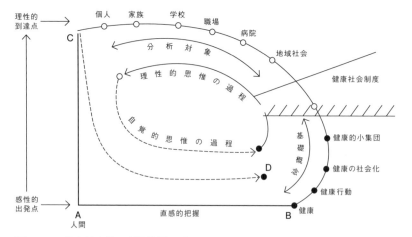

図Ⅰ-2-1：健康社会学の理論体系モデル
この理性的思惟の過程の裏側には人間の自覚的思惟の過程が常に存在しなければならない。
健康が端緒として現出するための根拠として人間性への復帰の過程が必要不可欠である。

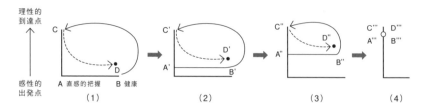

図Ⅰ-2-2：健康社会学の理論体系モデルの発展過程
健康社会学の理論体系モデルは円環的な自覚的運動の繰り返し〔(1)A→B→C→D,(2)A′→B′→C′→D′,(3)A″→B″→C″→D″,(4)A‴→B‴→C‴→D‴〕によって、図Ⅰ-2-2に示されたように感性的出発点は徐々に理性的到達点に近づき直観的把握の時間も短縮されて、究極的には感性的出発点と直観把握そして理性的到達点は一点に集中し、健康社会学の理論体系は完成する。

(2) 基礎概念

1) 人間

　健康社会学にとって"人間"は、どのような意味を有しているのか、また健康社会学は"人間"をどのように理解しなければならないのか。この2つの問いに回答することから始めよう。まず、前者の解答から述べれば、「人間は健康社会学を創造し発展させていくためにはなくてはならない存在であ

る」ということになろう。なぜなら、人間の生活上の出来事－生と死さらには健康と病気をめぐる生活上の出来事－が、我々に健康社会学の成立を要請しているからである。もちろん、これらの出来事は人間が意識して生起せしめている諸現象ではない。しかし、現代人はこれらの出来事を意識して制御しなければならない状況下にある。このような意味あいから、人間を健康社会学の創造のために不可欠な存在として捉えたいのである。つぎに、後者の解答から述べれば、「人間を主体的存在として理解しなければならない」[4)5)]ということになろう。それは、人間が自らのパーソナリティを遺伝や環境に左右されることなく、それらをベースにした実践によって形成していく主体的存在でなければならないからである。一方、人間は環境的存在であるとよく言われるが、その環境が人びとにとって意味をもつのは、人間がその環境を意識した限り、すなわち意識したということは、自分が何をやっているのか、自分がどんな状態にあるのかが分かった時においてのみである。なぜなら、環境が環境として意味をもつのは、人間の条件、すなわち主体的条件によって違ってくるからである。こうした意味あいから、健康社会学では主体としての人間が意識している環境、その中で特に社会的環境（行動環境）を問題とし人間主体の行動のもつ意味を探索したい。

　以上のことから、人間を、環境を正しく認識し積極的に実践活動を展開することによって自己をつくり上げていく主体者として、理解したい。

2）健康

　現代医学・医療は、健康を諸個人が彼らを包含する全環境に適応する過程であると考え直さざるを得ない状況を生起せしめている。このような状況下において、健康を描写する場合、我々はプリチャード（P.Prichard）が主張しているような3つの主要な特徴を認識しなければならない。[6)]

　1つは、健康が人口的要因や自然的要因を含んだ社会的環境への適応のプロセスであること。

　2つは、健康の意味が人びとや文化の相違によって異なること。

3つは、健康が刺激反応の弛まぬ変化を伴うダイナミックなプロセスであること。

また、健康は**図Ⅰ-2-3**に示したように個人とその環境との間の一連の複雑な相互作用とみなすことができよう。ここでは、健康を個人がこれらの諸環境と調和している状態（harmony）として捉え、逆に不調和の状態（disharmony）を病気として捉えるのである。そこでの調和・不調和は、これらの諸環境が個人にとってストレスフル（stressful）であるか否かによって決定されよう。

ところで、健康の問題を扱う際に、決して見過ごすことのできない問題が存在する。言うまでもなく、それは「病気」の問題である。そこで病気についての5つの考え方（原始的、医学的・生理学的、生態学的、社会学的そして看護学的）をウー（R.Wu）に従ってみてみよう。[7]

原始的な考え方では、病気は人間を攻撃し殺す、超自然的存在として捉えられている。医学・生理学的な考え方では、いくつかの分類学的な区分（臨床的症候）に合ったある静的な区分の線に沿って定義づけられている。生態学的な考え方では、病気は人の素質と環境の間の相互作用の結果であると捉えられ、社会学的な考え方では、病気は役割の遂行能力の無能と考えられている。最後の看護学的な考え方においては、病気というものはすべての社会における人びとによって体験される現象であって、身体的に観察可能で、そして感じられる変化を通して明示されるもので、その人の年齢、性別、発達段階、ハンディキャップの状態に応じたレベルで適切に機能するためには、最低限の身体的、生理学的、心理学的な必要条件に対応する能力の障害として捉えられている。

以上、病気についての考え方を5つに分類してみたが、この考え方は、健康についての考え方として読み替えることも可能である。なぜなら、健康と病気はいわばコイン（coin）の表裏をなしているものと考えられるからである。具体的に言えば、「病んでいる人のうちに健康な潜在能力を観察できるし、元気な人のうちに病気の可能性を観察することができる」[8]からである。とも

あれ、ここに健康というものを我々がどのように捉えたらいいのかいうことについて述べてみたい。

　パーソンズは、健康を「個人が社会化されるにつれて担う役割と課業を効果的に遂行しうる能力の最適状態[9]」[10]とし、ウーは「生きている人間が体験する自然的な事象・現象としてみることができる。健康は幸福感であり、人の能力を最大限に発揮する能力である。いうなれば、変化する状況に対して積極的に調整し適応できる能力、そして欲求による歪曲がなく正しく知覚する能力、さらに加えて健全な人生観によって実証される。いいかえれば、健康は、必ずしも異常な構造や機能がないということではなく、そのような状態よりさらによい何かである[11]」としている。

　ウーの言うように、「健康は幸福感であり、人の能力を最大限に発揮する能力」であり、さらに「健全な人生観によって実証される」ものである。このように健康を理解すれば、おのずとそこから健康の社会的側面が必然的に問題視されなければならなくなる[12]。

　イローナ・キックブッシュも、「健康は人生・生活の目的ではなく、人生・生活を豊かにするための資源である[13]」と述べていることは、筆者と軌を一にしている。

　また、社会学者のアントノブスキー[14]が、健康生成として述べているように、健康とは「相対的健康」であり、たとえ病気や障がいを有していたとしても人間としての全体的な秩序が整っていれば健康である。すなわち、病気や障がいがあっても人間としての尊厳を保ち、自己実現に向かってポジティブに生き、社会性が維持できてさえいれば、それを相対的健康状態にあると考える。まさに、医学の科学的根拠に基づいた「疾病生成論」からする健康の概念を越えて、社会科学の人びとの物語に基づいた「健康生成論」からする健康概念へのパラダイム・シフトをすることの必要な時代が到来していることを認識しなければならない。（私見ではあるが、アントノブスキーの「健康生成」を、私は「健康創生」と訳したい。）

　ちなみに、筆者は、健康をつぎのように捉えている。

24

「健康とは、生命を維持し存続させると共に幸福な生活や豊かな人生を創っていくという自己実現を達成するための主体的な能力・状態である。[15]」また、「例え病気や障がいを持っていても生き生きと生きている、生きようとしている姿の中に健康はある。」と考えている。

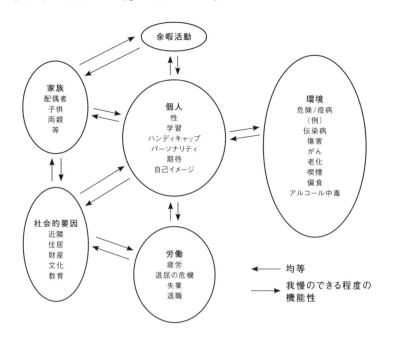

図I-2-3：健康の構成要素　P.プリチャードによる（島内訳）

3）健康行動

（A）健康の敵との戦い

　健康を勝ち取るためには、人間はその敵と戦わねばならない。しかし、その敵の真の姿を見たものはいまだかつていない。というよりも、その姿を見たものはいるが、その人間はたちまち恐怖の世界につき落されてしまい、二度と健康という平和な世界には這いあがれないのである[16]。また、その敵は人間システムの外部に存在すると同時に人間システムの内側にも存在する。こ

の人間システムの内・外に存在する敵（病気）に永遠の戦いをいどむ人間の姿を「健康行動」と表現したい。この「健康行動」は、健康と病気をめぐる多様な人間行動を包括的に表現したものである。定義づければ、「健康行動とは、人間が自らの健康を守り・創ろうとしている行動である。」

（B）健康行動の決定要因と2つの事実[17]

　この健康行動をとろうとする決心は、いかなる状況下で生じるのであろう。それは、ある行動がその人の安寧のために重要であると思った時、また予防策をとるように忠告されているような状況で自分もなりそうだと思った時、そして自分が指示された行動に従わなければ、自分にも家族にも恐ろしい結末をもたらすと知覚した時である。また、この健康行動の重要な決定因は、信念、価値、欲求や動機を含む人間システムに存在する。さらに深く考察すれば、その決定因を左右する2つの現実が存在していることが理解されよう。それは「主観的現実」と「客観的現実」である。前者は、人間が事態をどのようにみるかということであり、後者は事態がどのようにあるかということである。換言すれば、前者は人間が自分の健康欲求を自分でどう知覚しているかということであり、後者はクライエント・患者の健康状態についての専門家の判断に相応するものである。このように健康行動の決定因には、「主観的現実」と「客観的現実」という2つの現実が存在するが、人間の行動は前者の主観的現実によって決定される[18]。すなわち、自分のためによいとか正しいと信じている事柄が健康行動をとるかどうかを決定するのである。自分の健康欲求についての確信が客観的現実と一致している程度によって、提示された健康行動をとることになるだろう。自分が確信していることと客観的事実が一致しなければ、例えば、怖い病気の疑いがあると信じなければ指示された行動をしないのである。また、この恐れが大変苦しく辛い時には、それを存在しないものとして否認し、健康行動をとる決定をしない場合もでてくるだろう。例えば、癌（ガン）を恐れている人びとは、癌に関しての情報を避けがちであるといった場合である。さらに、健康行動をとろうとする決

心と実際の行動との間には、その間に許される時間によってもさまざまな可能性が生まれる。行動しようと決定した時と諸条件が同じである場合には、指示された行動は通常成し遂げられるが、決心した時と行動する時との間に時間的間隔があると、新しく差し迫った問題に直面すればその条件は変わる可能性がある。すなわち、この条件の変化は、人間をいま直面している差し迫った問題の処理に集中させ以前の問題の興味を失わせしめるのである。人間は、健康行動をとらなくても相変わらず"安全"であれば、その行動が必要であるとは思わなくなるものである。

　ともあれ、人間が健康行動を身に着つかせるための"きっかけ"としては、つぎの2つが重要と思われる。1つは、健康に関する事柄に興味のない人びとに対しては、行動のきっかけとなるような強い刺激が必要であるということと、2つは、健康の創造・促進に対して強く動機づけられている人には、行動のきっかけのためにごくわずかな刺激しか必要でないということである。

　この健康行動は「一生涯続く」(goes throughout life)[19] 過程の中で健康問題をめぐって繰り返される試行錯誤（try and err）によって、形成変容されると思われる。そこで、次節において、この「健康行動」を社会化との関係で捉え直し、その深化をめざしたい。

4）健康の社会化

（A）健康の社会化の概念

　ブリム（O.G.Brim）は、社会化とは「人びとが社会に出てから、多少とも有能な一員になれるような知識（knowledge）、技能（skills）、素質（dispositions）を獲得していく過程[20]」とし、ジーグラー（E.Zigler）らは、「人間の生活における古くからの、そして広い問題、つまり子どもたちをその所属する社会における適切なおとなのメンバーにする教育にかかわるもの」[21]と規定し、ムッセン（P.H.Mussen）は「（社会化）とは個人が自分のパーソナリティの特徴、動機、価値、意見、行動の基準、信念などを習得していく過程全

体のことである。この中には、両親の育児の実際、学校での訓練、友だち同士での模倣、宗教的教化、そしてマス・メディアからの教育といったことが含まれる」[22]と規定している。

また、インケルス（A.Inkeles）によれば、「社会化とは、諸個人がパーソナリティ体系の特質－知識、技能、態度、価値、欲求と動機づけ、認知的、感情的及び共通の生まれつきのパターン－を獲得する過程に関連する」[23]とされている。山村（健）は、社会を「一定の社会のなかにあらたに誕生した子どもが社会の成員たるにふさわしい行動様式を体得していく過程」[24]と規定し、松原は「（子ども）が既存の社会のさまざまな行動様式や規範や文化などと接触しながら、その社会の要求するものや社会において果たすべき役割を、順次自分のうちにとり入れる（内面化する）ことによって“社会的存在”へと転化していく過程」[25]と説明している。

多様な見解にもかかわらず、山村（賢明）が言うように、社会化ということが「生物学的個体として生まれてきた人間が、社会（学）的個体になってゆくことに関わる問題であることには間違いない」[26]のである。ところで、ブリムの言う「有能な一員」やジーグラーの言う「適切なおとなのメンバー」としての条件、すなわちインケルスの「パーソナリティ体系の諸特質」、そして山村（健）の「社会の成員にふさわしい行動様式」などには、さまざまなものが考えられよう。その中でも、人間がより健康的な心身を保持するために必要な健康知識・健康態度・健康行動の様式は、社会の構成員にとっては不可欠な条件といえよう。したがって、人間が健康的に社会化される過程も、社会化の研究のひとつの重要な側面とされてしかるべきであろう[27]。

しかしながら現在のところ、この種の研究は社会化研究の中に取り上げられていないようである。筆者が健康社会学の理論構成の基礎的な概念の1つとしてあえて「健康の社会化」という概念の必要性を強調しているのも上記の問題意識によるものである。筆者は、人間が健康的に社会化される過程を「健康の社会化（health socialization）」と呼び、以下のように概念規定をした。すなわち「健康の社会化とは、人間が、当該社会における健康知識、健康態

度、健康行動の様式を内面化し、人生や生活の質（QOL）を高め、真の自由と幸せを獲得していく過程である。」[28]

　ここで、具体的な内容については次節以下にゆずるとして、「健康の社会化」と「健康教育」との概念上の識別についてふれておきたい。[29]

　教育は「制度的な機能としての社会化の過程」ということになろう。一般的に社会化は、その延長線上に具体的な目標点や最終点をもたない「過程」の概念にほかならないとされている。ところが、ひとたび社会化の過程が意図的に組織的な形として制度化された時、教育となる。これに従えば、健康教育は「意図的に組織的な形として制度化された健康の社会化の過程」と規定できよう。つまり、「健康教育においては、人間が知っておかねばならない健康知識、普遍的な健康意識として内面化しておかなければならない健康態度、そして主体的に行わなければならない健康行動の理念型に到達させようとするものである。」これに対して、健康の社会化は、前述した通り、あくまでも人間が健康知識、健康態度、健康行動の様式を獲得（内面化）していく過程であり、制度化された活動あるいは作用としての健康教育の基底的な概念と考えられる。

（B）健康の社会化の内容 [30]

　健康の社会化とは、前述したように「人間が、当該社会における健康知識、健康態度、健康行動の様式を内面化し、人生や生活の質（QOL）を高め、真の自由と幸せを獲得していく過程である。」この概念の是非は別として、「何がどうなることが健康の社会化なのか」という健康の社会化の内容、つまりその概念の構成要素の諸問題について考えてみたい。一言でいえば、健康の社会化の内容は健康のすべての局面に関わるものである。すなわち、それは、ヘルス・ケア（健康増進・予防・治療・リハビリテーション）を包括した意味でのヘルスプロモーションに関する知識・態度・行動様式などである。これらの広範な側面における全体的な形成・変容こそ、健康の社会化の過程といえよう。ここで、健康行動の成立過程を図式化することにより、その内容

を順次説明しよう。（図I-2-4）

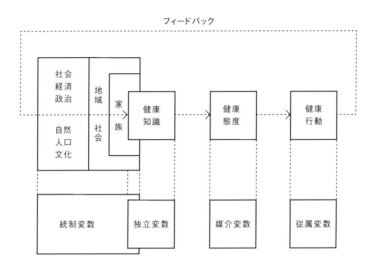

図I-2-4：健康行動成立過程の循環図式

（a）健康知識

　まず、健康についての知識のレベルについてであるが、これは人間が健康的な行動を取ろうとした時や現実の健康問題を認識しようとする際の、「道しるべ」の役割を果たす。すなわち、後述する健康の社会化の内容としての健康態度・健康行動の様式は、健康のすべての局面に関わるものについての学習量や情報量によって、左右されるものと考えられる。このレベルは病気の予防・救急処置・治療・回復方法などに関する体験による記憶に関わるレベルである。また、このレベルにおける健康の社会化の担い手として、従来からの担い手に加え、テレビ・ラジオなどのマス・メディアやYouTube・Twitter・Facebook などのソーシャル・メディア（Social Media）の影響力がかなり高まっているものと思われる。

（b）健康態度

　つぎの態度レベルに移ろう。ここでいう態度とは、関心・願望・認識・価値観・信念・イデオロギーなどの総称である。例えば、保健医療従事者である医師や看護士などに対するイメージ、保健医療制度の認識、健康問題に対する意見、各自の健康観などが含まれている。これらは、この健康に関わる対象（保健医療制度、保健医療機関、健康問題など）の性格によって異なるものと考えられるが、健康の社会化の過程で特殊な態度から普遍的な態度に変容されることが推測される。また、このレベルは、健康知識レベルと健康行動レベルを結びつける重要な働きを担っているのである。

（c）健康行動

　最後のレベルである健康行動は、健康のすべての局面に関わる行動の諸相を意味している。具体的に示せば、きわめて日常的なものから制度的なものまで、また低次のものから高次のものまで、さまざまなものを含んでいる。手洗い・歯磨き・睡眠・運動・休養・飲食などの日常的で習慣的な健康行動、健康相談・健康診断・予防接種などの病気予防に関する行動、保健医療の利用行動、各種保健活動への参加行動などがあげられよう。これらの健康行動は、前述した健康知識・健康行動と同様に、健康の社会化の過程で形成・変容されるものである。

（C）健康の社会化の過程とその担い手[31]

　ところで、社会化の知識・態度・行動様式の獲得（内面化）の過程と考えれば、それは「一生涯続く過程」といえる。このような観点から社会化の過程と通過集団の関係を重視し、社会化の過程を個人がさまざまな集団を通過していく過程として捉え、社会化の重要性を指摘する学者もいる。健康の社会化の担い手もまた、家族・仲間集団・学校などの通過集団に大きな比重をもつものと考えられるが、これに加えて各種の保健・医療機関とその従事者もまた健康の社会化の担い手とされるであろう。以上の諸関係を図式化す

れば、**図I-2-5**のようになるであろう。

　次節からこの「健康の社会化の担い手」として、もっとも重要と思われる「健康的小集団」の解剖を試みたい。

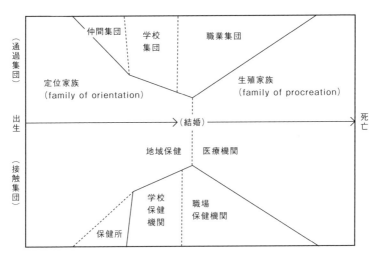

図I-2-5：健康の社会化の過程とその担い手

5）健康的小集団

　「人間生活は、集団生活である。あらゆる個人は、集団が備えている保護や支援なくして生活することは不可能である。[32]」それは、家族や友人や職場の同僚等、あるいは、地域社会に存在する各種のグループをとってみても、我々が毎日具体的に話をし、影響を受け、笑ったり、怒ったりするのはすべて小集団においてであることを見ても明らかである。これらの小集団は、いわば「個人と社会を相互に媒介する[33]」橋（媒介輪）のようなものであり、日常生活を規定する重要な役割を担わされているのである。

　概念規定をすれば、「小集団とは、一定期間にわたって対面的（face to face）な相互作用をつづけ、全員が互いに認知・応答しうる程度の集団を指す[34]」ということになろう。この概念を援用すれば、健康的小集団とは「健康

32

追求を目標として全員が互いに認知・応答を繰り返しながら一定期間にわたって対面的な相互作用をつづけている集団」ということになろう。

　この健康的小集団は、人間のあらゆる生活の場、すなわち暗黙の場、表明の場の中に形成されると共に、全く新たな「活動の場」をも生み出すエネルギーを内包せしめている。

　次節からこの点をより具体的なものにするために健康的小集団を“時間”と“空間”の中に放ち捉えてみよう。ここで言う、“時間”とは人間の一生涯（1日・1週・1ヶ月・1年…）を意味し、“空間”とは、人間の生活の場からの広がり（家族・学校・職場・病院・地域社会）を意味する。[35]

　ここでのポイントは、人間が“限定された時間と空間”の中で何らかの健康的小集団に参加しようとしている姿、また参加している姿をありのままに描くところにある。

（A）時間の中の健康的小集団

（a）暗黙の場

　人間は通常生まれてから死んでいく過程の中で、暗黙のうちに2つの家族を経験する。1つは定位家族であり、他の一つは生殖家族である。（図 I-2-6 の下側）

　前者は、子ども達に与えられた家族であり、彼らにとっては選択の余地のない運命的なものである。そこでは親の保護と養育によってパーソナリティが形成され社会化が行われる。また多くの場合、成長した子どもはある年齢に達すると結婚する。そうすることによって、新しい家族づくりを始める。そこでは、前者と異なりある程度の選択が許されている。例えば、配偶者を誰にするか、子を何人産むかなどの選択が可能である。[36]

　さらに、人間は一生のうちに家族以外の集団をも暗黙のうちに経験しなければならない。幼児期の「仲間集団」、小学校・中学校・高校・大学といった「学校集団」、そして「職業集団」がそれである。（図 I-2-6 の下側）

　一方、人間はその成長過程で暗黙のうちに保健・医療機関にも関係をもた

なければならない。「保健所」・「学校保健機関」そして「地域保健・医療機関」がそれである。（**図Ⅰ-2-6の上側**）

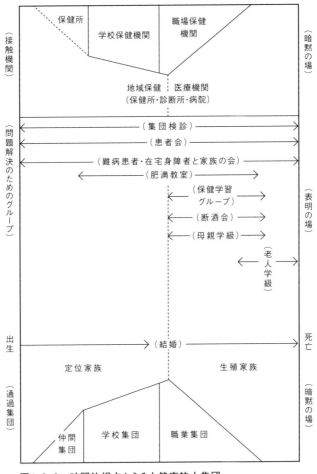

図Ⅰ-2-6：時間的視点からみた健康的小集団
－暗黙の場と表明の場－

（b）表明の場

また、人間は一生の生活史の中で生じるヘルス・ニードを充足するために、

その特質に応じた形で図I-2-6の中央に示したような問題解決のための諸グループを「表明の場」の中に持っている

（B） 空間の中の健康的小集団
（a） 暗黙の場

　人間がどこで生活しているかについて考えた場合、我々の心にまず浮かんでくるのは家族・学校・職場・地域社会といった基本的な生活の場である。これは、一般の人びとにとっては意識される場ではなく、潜在化している場である。なぜなら、人びとは日常生活を営む中で家族・学校・職場・地域社会といった場を所与のものとして受け取り、その場になぜ存在しているかあまり疑問を抱かないからである。しかし、そこでは人びとはさまざまな活動を展開している。例えば、家族においては健康な家族員は健康増進を目標に“ヨガ・スポーツ・散歩・体操”などを行なっているし、半健康者・患者は病気予防・診断治療に焦点を絞り、“予防接種・人間ドッグ”を受けるとか“受療”をするといったかたちで、そのケアを目指している。また、リハビリテーション患者をもつ家族では“療養生活”が本人のレベルで行われるし、その家族は“介護問題”を抱えることになる。（図I-2-7の下側）

　一方、保健医療従事者にとっても意識されていない場（潜在化している場）があることも住民参加の場を考える時に忘れてはならない。例えば、医師や看護士にとって、診療所・病院は彼らが当然働かなければならない場、すなわち“職場”としての意味をもっており、彼らはその場になぜ存在しているのか日常的には疑問をもたない暗黙の場なのである。（図I-2-7の上側）。

（b） 表明の場

　さらに、人びとは日常生活から生じる多様なヘルス・ニードを充足するために、その特質に応じた形で「表明の場」をもっている。例えば、健康増進や病気予防を目標にして、肥満教室・保健学習グループ・母親教室・老人学級・集団検診などがあり（図I-2-7中央の左側）、また診断・治療・リハビ

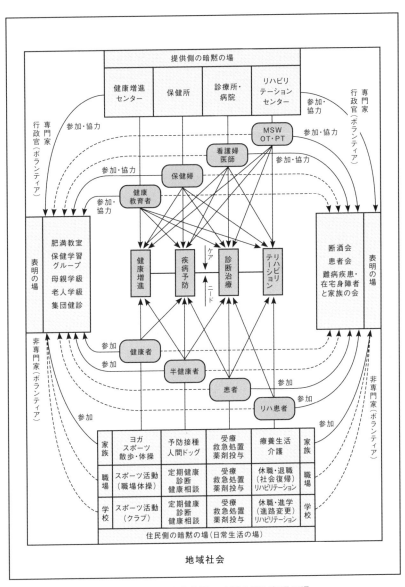

図I-2-7：空間的視点からみた健康的小集団 -暗黙の場と表明の場-

リテーションを目標として、断酒会・患者会や難病患者・在宅身障者と家族の会といった組織活動（図I-2-7中央の右側）などが主な「表明の場」となる。

　ここで強調しておきたいことは、こうした「表明の場」でヘルス・ニードをもつ人びとと保健医療従事者が1つのグループ活動をしようとする動きが芽生えれば、健康のためのひとつのコミュニティ "community for health" 形成の基盤が醸成されるということである。換言すれば、「表明の場」はさらに進展し人びとと保健・医療従事者がともに主体的に学び、考え、実践する共通の基盤としての「活動の場」に転化するということである。

(c) 活動の場[37]

　この「活動の場」という概念は、従来的な "コミュニティ" の概念をより具体的にするために編み出した操作的な概念である。すなわち、この概念は、住民や家族が提示したニードに指向した対応を、提供側と住民側が協調して解決に当たろうという合意を得た時に形成される概念的空間を指す総称である。したがって、これは我々の目に見える物理的空間を指すのではないが、ヘルスプロモーション活動（含：保健医療活動）を語る時の熱い核になる部分を位置づけし、それを構造的に示したものといえる。また、ここで展開される活動は、提供側と住民側のニードを把握し、それに見合うヘルスプロモーション活動を伝達するなどの活動をいうのではなく、住民側と提供側が解決課題を共有し、住民にとってふさわしいサービス（ヘルスプロモーション・ヘルスケア）を獲得していく通路を活動過程の中に切り拓いていく、という実践である。

6) 健康社会制度（含：ヘルスプロモーション・保健医療制度）

　インケルス（A.Inkeles）は、「制度は、社会学的関心の中心であり、社会を組み立てるための主要な石材である[38]」とし、ローター（E.B.Reuter）は、制度を「1つまたは一連の価値をめぐって、そこに発達した行為様式や社会的役割の組織的な体系であり、行為様式を規制し、規則を管理するために発

達した機構である」としている。また、インケルスは、制度の成立は「ちょうど社会的動作が集まって慣習となり、そうした慣習的行為がいく組か集まって役割になるように、なにか中心的な活動や社会的な要求のまわりに、もっとずっと複雑な役割構造が組織されると、それらが集まって1つの制度」として成立すると述べている。

　以上の考え方を前提として、健康社会制度の中心を成す「保健医療制度」をどう捉えるかとういうことについて考えてみると、つぎのような考え方が、本稿の展開にはもっとも役立つのではないかと思われる。すなわち、保健医療制度という言葉には、必ずしも明確な概念があるわけではないが、これに類似したものに現状では、保健医療システムがある。これは行動科学や情報科学の進歩により、保健医療制度をひとつの社会システムとして捉えようとするとそのような表現になる。この保健医療制度には、健康保険制度や医療費支払い制度なども含まれているが、ここでは保健医療施設や保健医療従事者などの保健医療システムとして捉えたい。

　このように捉えると、制度としての保健医療サービス・システムの機構の問題を中心的な課題としなければならないことが理解されよう。

（A）保健医療サービス・システム

　従来、この保健医療サービス・システムの機能は、①病人を治すことや②人びとの健康状態を保持すること、そして③生命を延長させること、といった顕在的機能だけが問題視され、①人びとが自分の悩みについて親しく保健医療従事者と対話する機会をもつことによって、現代社会の非人格性を相殺していることや、②人びとの日常生活に、ある程度の合理性を導いていること、さらには③有効な労働力を確保していること、といった潜在的機能は無視されていた。

　このような現状への反省は、保健医療のシステム化という形で表われてきている。それは、従来の伝統的保健医療システムでは十分に機能できなくなってきたことに対する専門家の危機感の表出なのであろう。この危機を克服

するための"救世主"として、まず1978年にプライマリ・ヘルスケア・システム（PHC）が保健医療の舞台に登場し、その後1986年にヘルスプロモーション・システム（HP）が登場してきたのである。これは、既存の「あるがまま」の保健医療を整備することではなく、保健医療システムをはじめから全体としての最適化が得られるように計画され、作成され、人びとの健康目標に対して各要素が力動的に動くようになることをめざして整備されなければならないという課題を担っている。このようなPHC／HP的システムの考え方の導入は、必然的に日常の保健医療問題に対する我々の発想を転換せしめるものである。すなわち、PHC&HPの発想は、従来の"非実在"とされてきた保健医療サービス・システムを"実在するもの"として捉え、そこにさまざまな人びとの相互作用があるという事実を思い出すことができるのである。換言すれば、それは保健医療サービス・システムに"実在性"を賦与するものなのである。また、PHC&HP的保健医療サービス・システムは、①提供側と住民側の両者の相互作用の産物であり、②両者に対するひとつの刺激剤でもある。それは、民主的社会の健全さが、その構成単位たる住民集団の有効性に依存するものであるということと、住民の生活を改善するという課題にもPHC&HP概念が用いられ得るものであるという課題の結実であろう。

（B）保健医療サービス・システムの目標

ちなみに、その保健医療サービス・システムの目標を要約すれば、つぎのようになろう。①国民のだれもが、どこにいても、必要な時、必要な保健医療が受けられること、②保健医療の機会均等（availability）、③高水準の保健医療の質が保たれること、④保健医療が包括的であること（comprehensiveness）、⑤保健医療を、人間性を尊重し、患者・住民に満足のゆくものとすること、⑥保健医療を福祉・教育・その他の分野と協働させること、⑦保健医療を有効かつ効率な制度とすること。

以上の基礎概念をベースにし、次節から本稿の中核をなす「健康社会学の分析視点〜システムアプローチ〜」について説明しよう。

3.健康社会学の分析視点～システム・アプローチ～

健康社会学の分析視点であるシステム・アプローチとその構成要素である5つの分析概念について説明しよう。

(1) システム・アプローチ

我々が分析理解しようとする「対象」としての「健康」がまずなによりも「相対的価値」を有しているという前提を認めざるを得ない。それゆえ、我々が提示する「システム・アプローチ」もまた、その対象のそうした制約性のために相対的価値をもたざるを得ないという点で、より「優れた」理解へのひとつのステップに過ぎない。[50]

システム論のねらいは、諸事象の相互に関係しあう構造と動態を把握することにある。システム論は、人間の合意にもとづいて社会特有な目的を発見し、その目的のもと、ありとあらゆる人間的な知恵をもちよって、人間の集団に特有な計画をたて、自らの生き方を制御していくための実践的な意図をも含みうる。

さらに、我々がシステム・アプローチの有効性を発揮するためには自らの方法論のみで十分であるといったことは通用しない。なぜなら、このアプローチには、あらゆる方法論が混在して相互に連関しつつ総合されなければならないからである。[51]

カレル（A.Carrel）がのべているごとく「今までのところ、人間に関する科学は、人間の特定の側面における活動だけに限られており、デカルトの二元論から抜け出せないでいる。そして機械論が優勢である。教育、政治、社会経済の研究ばかりでなく、生理学、衛生学、医学でも、科学者は主として人間の器官、体液、知性の面に集中している。彼らは、人間の感情や精神の形態、内面生活や性格や美や宗教を求める心、肉体的心理的行為の一般的基盤や人間とその知的、精神的環境との密接な関係などに、あまり大きな注意を払っていない。[52]」と言わざるを得ない。こうした意味合いからも、科学的

活動は「分析から総合へ」の新たな自覚的運動でなければならないと我々は理解する必要がある。

　しかしながら「分析」の必要性をここで否定しているのではない。むしろ「分析」と「総合」の統一化こそが、我々の科学的活動の基本でなければならない。そのためには、明快な健康社会学的創造力と構想力が必要不可欠である。とはいえ、カレルが述べているように「われわれは、何にもまして実際に役立つ総合的知識を必要としているのである。この知識の目的は、好奇心を満足させることではなく[53]」、人間自身の自己形成とまたその健康的環境を変革することでなければならない。

　このような意味合いから健康社会学的な総合は、ヘルスプロモーションと社会との関連性が簡潔にかつ一見して理解できるようでなければならないのである[54]。

　ところで、ここで展開される「システム・アプローチ」は、一体何を明らかにしようとしているのであろうか。この点について、1つの「りんご」を題材にして示してみたい。

　仮に「りんごを切る」というアプローチが存在するとしよう。そうした場合、我々はこのアプローチに内包された5つの概念を大切にする。それは、①「りんごがどのようなものであるかといった『認識』」、②「りんごをいかに切るかといった『実践』」、③「りんごを切るための『エネルギー』」、④「りんごをいかに切るかをめぐって関わり合う人間関係の構造としての『スペース（空間）』」、⑤「りんごをいかに切るかをめぐっての人間の関わり合いを運動の中で捉えるための『タイム（時間）』」である。

　次節からシステム・アプローチの構成要素である5つの概念について詳述[55]していこう。

(2) 認識と実践の間

　健康社会学的認識と実践は「ヘルスプロモーションと社会との間連」をめぐって展開される。ここでいう認識とは、ヘルスプロモーションと社会を個々

にただそれだけのものとして知るのではなく、ヘルスプロモーションと社会との関係を正しく客観的に知ることを意味している。それは個々の対象でなく対象と対象との関係が体系的に整理され、合法則的な形において捉えることが科学的認識だからである。[56]

　また、この認識には2つの意味合いが含まれている。1つは、認識する働き、すなわち認識作用の意味で、この働きの主体は、普通の認識主観とよばれるものである。もう1つは、この認識採用によってつくりだされた成果、あるいは獲得されたもの、すなわち認識内容である。[57]前者は、人間の主体性に関わるものであり、後者は人間の社会化に関わるものである。

　ところで、健康社会学的認識の出発点は、一体どこに存在するのであろう。それは、「健康事実」である。すなわち、健康社会学的認識は、外在的実在としての「健康事実」によって引き起こされるのであり、我々の感覚によって外在的実在としての「健康事実」がつくりだされるのではない。それゆえ、我々が認識する「健康事実」は、外在的実在としての「健康事実」にきわめて近似しているが、それ事態ではないのである。

　また、「認識は実践の必要から生まれる」[58]とか「実践は認識の源泉であるとともにまたその真理性の基準である」[59]と言われているが、健康社会学においてもこの「実践」の問題は、さけて通るわけにはいかないのである。この実践ということを考える時、一般的には「人間が行動を通じて意識的に環境を変化させること」[60]と理解されている。詳細にいうと「物質的生産活動がその基本的な形態であるが、生産は一定の歴史的な社会関係（生産関係）を通じて行われ、人間は自然的環境に働きかけると同時に相互的に作用しあい、社会的環境に」[61]働きかけるのである。健康社会学的実践は、この社会的環境への働きかけのひとつとしての「健康的実践活動」に集約される。すなわち、人間は健康的実践活動において初めて外界の健康事実に接触し、その事実から生じる感性的認識を理性的認識に進ませ、それを再び実践に作用し、その成功・失敗を確かめ、認識の真理性を検証するからである。

　このように健康社会学における認識と実践を繰り返すことによって、健康

的実践活動が発展すると共に認識も深化していくのである。

(3) 人間の交わりを見る諸概念

(A) エネルギー：行為のための能力

　「人間は交わりにおける存在である」という単純な一つの事実は、我々にその深遠に何らかの存在を見出したい衝動を生起せしめる。この衝動にすなおに反応した時、我々は言葉では言い尽くせない「エネルギー（energy）」なるものを発見することができるであろう。もちろん、このエネルギーの概念は「アナロジー（analogy）」として構造化されたものである。すなわち、ここで言うエネルギーとは「行為のための能力」、「行為」あるいは「変化をもたらすためのパワー」として定義されるものである。[62]しかし、このエネルギー概念は、単なる「行為の能力（力）」というだけではなく、「ポテンシャル・エネルギー」としての情報と資源を含んだ幅広い意味を備えたものである。[63]すなわち、この情報と資源の両方の性質は、社会システムの活性化、あるいは変動、さらには、エネルギー資源を供給するための能力をも含んでいるのである。しかし、この社会システムのダイナミックなプロセスの中で生じるエネルギーは直接観察することはできない。できるとすれば、社会システムやその部分に関する相互の影響性によってである。

　いずれにしても、我々はシステム・アプローチの基礎的な要素としてのエネルギーの視点が不可欠であると主張したい。なぜなら、この視点は自らのエネルギーを対象の中に投入し、自らを発展させていくと同時に対象を改変していく視点、すなわち人間を人間たらしめる実践活動の視点、エネルギー投入の視点が内包されているのである。

　さらに言えば、従来のヘルス・ニード把握に加えて、人びとのもつ健康創造力（ヘルスプロモーション・パワー）を把握する必要性から編み出したもので、人々の主体性すなわち、自己制御、自己組織化の能力を全面的に表出させたかったからである。

（B）スペース：構造的側面

　スペースの概念は、ヘルスプロモーションをめぐって展開する人びとの関係構造を表出させる概念として編み出したものである。構造的視点からの研究の焦点は、社会システムとしての集団にある。[64] また構造的視点からの分析対象を切ることの必要性はどこに存在するのであろうか。それは「人間やそれをとりまく世界はすべて関係で結ばれており、その関係は全くでたらめなものではなくまとまりがある[65]」というひとつの事実が存在するからである。このまとまりは「互いに行為の主体なり客体となる2つ以上の相互依存的な単位からなる総体であって、分化・組織化・境界維持・均衡傾向の過程を特色とする[66]」。こうしてみると、保健・医療を「援助を必要とする者とそれを与える者との間の関係が、予測可能な規則性をもった関係として構造的に定型化されているもの」としてみることができよう。さらに、これらの諸過程の生み出すものは、社会システムの基礎としてのエネルギー交換あるいは活動である。このエネルギーの交換は、そこに必然的にある一定の領域（boundary）を形成する[67]。例えば、夫婦や親子のエネルギー交換が「家族」を、教師と生徒のエネルギー交換が「学校」を、医師と患者とのエネルギー交換が「病院」・「診療所」を、さらには家族そして近隣における人びとのエネルギー交換が「地域社会」をといった具合に特定の社会システムを形成するわけである。

　このように考えると社会システムの形成にとって必要不可欠なものは「人間と人間との交わり」であることが理解されよう。さらにこの「交わり」の中味を問題とした時、そこに浮かびあがってくるのは、人ではなく役割である。この役割は、社会的状況によって自在に変化する。例えば、既存の成人男性は、妻の前に立てば夫となり、子どもの前に立てば父親となり、医師の前に立てば患者となるといった具合に、面前の人の特性によってその役割を変化させている。この変化の度合い、すなわち社会体系における単位の配置状況を把握するのが、このアプローチの特色である。[68]

　その際重要なことは、そのシステムの構成要素としての人間が、開放系

（open system）か閉鎖系（closed system）かという問題である。[69]

　ところで、人間はひとつの開放系であるが、おかれた社会システムの状況によって開放系にもなり閉鎖系にもなる。ここでひとつの社会システムとしての「病院」・「診療所」を例にとり、人間システムの開放系－閉鎖系の関係をみてみよう。

　人間は元気（健康）な時には、病院や診療所すなわち存在する医師や看護士に対して閉鎖系であるが、日常生活上の関係集団や機関、すなわち家族や近隣の人びとには開放系である。しかし、病気になると、人間は逆に病院や診療所に対して自らを開放系にし、日常生活に関わる関係集団や機関に対して閉鎖系とならざるを得なくなる。これは、人間が意識する意識しないに関わらず必然的にそうなるのである。

　この開放系－閉鎖系の考え方に加えて、ここで問題としなければならないのは、エネルギー交換が生み出す「分化」（differentiation）と「特殊化」[70]（specialization）の問題である。ここでの分化と特殊化は、類似しているが同じではない。すなわち、分化は保健医療機能の分割を意味し、特殊化というのは保健医療の専門性を意味する。

　この分化は健康問題に対処するためにはどれほどの機能分割が、家族、学校、職場、病院、診療所、地域社会といった社会システムの内・外あるいは間で行われているのかということを示すのに重要である。そして、この保健医療機能の分割は、これらの諸システムの発達につれ変化していく。

　ところで、保健医療の分化が進めば進むほど、各層のシステムが健康目標を達成するためには、それに関連する保健医療の特殊化がある程度必要となってくる。しかし、その生き過ぎは社会システムの崩壊を生起せしめる可能性を内包している。この点は、近代医療の発展と共にますます増大しつつある。

　いずれにしても、この分化（機能分割）と特殊化（専門性）の問題は、保健医療に関わる社会システムの構造を明らかにする時に、無視できない根源的な問題である。

(C) タイム：運動的側面・時間

　タイムは、大きく三つの次元に分かれている。1つは行動の次元を捉える「ミクロ・タイム（行動の次元）」、2つは発達の次元を捉える「メゾ・タイム（発達の次元）」、そして3つは「マクロ・タイム（社会変動の次元）」である。

(a) ミクロ・タイム（行動の次元）

　行動（健康行動）の側面は、短い期間における早いテンポのエネルギー交換の状態を表しているのである。⁷¹⁾エネルギー交換は、人間・社会システムの必須要件である、このシステムの組織化は、コミュニケーションによって可能となるのである。それゆえ、行動次元の状態を表す基礎的な概念として「コミュニケーション」（communication）・⁷²⁾「ヘルス・コミュニケーション」（health communication）を位置づけたい。なぜなら、コミュニケーションは、人びとの間に精神内容の共有化をもたらし、人間・社会システムを組織化し、維持する機能を有しているからである。⁷³⁾

(b) メゾ・タイム（発達の次元）

　発達の側面は、個人が生まれてから死に至る過程の中でのさまざまな健康に関する知識・態度・行動様式が発達していく状態を表したものである。この状態を表す基礎的な概念は「健康の社会化」（health socialization）である。⁷⁴⁾健康の社会化とは、人間が、当該社会における健康知識・健康態度・行動様式を内面化し、人生や生活の質を高め、真の自由と幸せを獲得していく過程である。⁷⁵⁾この概念を用いることによって、人びとの人生にとって「健康である」ことがいかに大切であるかが理解されることになる。

(c) マクロ・タイム（社会変動の次元）

　社会変動の側面は，人びとによって行われてきたさまざまな健康獲得のための対処に関する歴史的な変化を表したものである。この状態を表す基礎的

な概念は「健康創造史」（history of health promotion）である。これは、人びとが長い歴史の中で受け継いできた健康創造の歴史過程を表す概念である。そうすることによって、人びとが自らの生活の中で編み出してきた独自の健康づくりの方法を再発見すると共に新たな健康創造の方法を見つけだすことができるのである。

　以上、システム論の視点から健康社会学的アプローチに必要な5つの構成概念について論じてきたが、筆者の意図を理解して頂けたであろうか。小さな不安を禁じ得ないところである。

4. 研究の3段階

　健康社会制度（含：ヘルスプロモーション・保健医療制度）をめぐる諸問題を健康社会学的に明らかにしようとする場合、我々はまず次の問いに回答する必要がある。それは、「健康社会学は、健康社会づくりにいかに寄与するか?」という問いである。この問いへの解答は至難であるが、筆者は一応次の「3つの研究段階」をその解答として提示したい。[76]
　その第1段階は、「理論と実際の検証の段階」である。この段階は、既存の社会学理論を、健康社会づくりをめぐる諸問題に適用し、その有効性と限界を確認し、そこから健康社会学固有の理論体系への寄与をめざす段階である。なぜなら、「1つの方法を類似のさまざまな領域にくりかえし適用することなしには、1つの学問体系の発展は不可能である」[77]からである。ともあれ、ここからこの解答への端緒が見出されよう。
　第2段階は、「健康の社会化を基礎とした健康社会制度（含：ヘルスプロモーション・保健医療制度）、とりわけ健康教育や医学教育の制度及び保健医療システムの確立の段階」である。これによって、健康社会づくりに寄与する制度が、1つの社会制度として確立されることになろう。
　第3段階は、「健康社会づくり活動における主体性の確立の段階」である。

究極的には、人びとが健康を目標とした健康社会づくりを十分に達成することができるように、一方では健康社会づくりの専門家が第1・第2段階で得た体系的な知識・技術に基づき健康的な環境形成の努力を主体的に実践すると共に、他方では人びとがその環境への調和を目指した形の自己形成、すなわち主体的な健康行動を実践することによって、はじめて現実科学としての健康社会学の寄与が十全となるのではないかと考えられる。換言すれば、第1・第2段階を通過することにより、第3段階での健康社会づくりにおける人びと自身の「内的健康社会づくり」(promote internal healthy society)」と健康社会づくりの専門家による「外的健康社会づくり」(promote external healthy society)」の両面の主体性が確立されることになるのである。

　この3つの研究段階において、筆者が人びとの現実生活からその意識を通して「健康社会学の世界」を探ろうとする主たる方法的基礎は次の論点にある。[78]

　「どの社会にあっても理論化作業や『概念』にまつわる仕事、あるいは世界観の構築に従事しているのは、人びとのうちのごく限られた集団にすぎない。ところが、社会にあってはすべての人びとがなんらかの形でその『知識』には参加している。換言すれば、世界の理論的解釈に関心をもっているのはごく少数の人びとにすぎないが、人びとはすべてなんらかの世界に住んでいる。」この多数の人びとが住んでいる「なんらかの世界から理論的なものであれ、前理論的なものであれ、人びとがその日常生活で『現実』として知っているところの」健康社会学の世界を浮き彫りにしなければならないからである。

　なぜなら、健康社会学研究の究極目標が、健康をめぐる諸問題について、誰もが考える本能的、自覚的、自動的な思考を科学的根拠（EBM＝Evidence Based Medicine）と物語的根拠（NBM＝Narrative Based Medicine）によって、人びとに伝達できる思考に、さらに言えば人びとが自分自身を知ることのできる思考に変え、人びと自身が健康社会づくり活動を実践するところにあるからなのである。

注・文献

注

*本稿は、下記の論考を基礎としている。

島内憲夫：保健社会学の理論構成－体系化をめざして－、

若狭衛・小山修・島内憲夫編著：保健社会学－理論と現実－、9-45、垣内出版、1983.

文献

1) Freeman, Levine, Reeder 等は、医療社会学について次のように論じている。

「医療社会学は、その対象領域においてのみ独自性をもつ、そしてその境界は明白である。医療社会学は、人間の健康と病気、医療機関の組織の中での人々の社会関係や社会過程、そして医療供給とその組織についての研究のために、社会学の概念、理論、そして方法を活用する。これらの研究は、一般的に実益的視点のみならず、しばしば社会学理論と方法論にも貢献している。医療社会学においては、固有のあるいは特別の理論の展開の必要はない。すべての社会学のように、医療社会学は、社会関係と社会過程を取り扱い、その理論的基礎は、当然、一般社会学の理論的基礎でなければならない。」彼らの視点からすれば、「医療社会学においては固有のあるいは特別の理論と展開の必要はない」のかもしれないが、筆者の観点からすれば、ヘルスプロモーションと社会との関連は、固有の問題性においてのみ把握可能であるという直感的確信が存在する。それゆえ、固有の理論展開の必要性を痛感する。ここに「健康社会学体系モデル」を意図的に考案したのもそうした直感的必要からにほかならない。(Howard E.Freman, Sol Levine, and Leo G.Reeder, :Present Status of Medical Sociology, Howard E.Freeman, Sol Levine, Leo G.Reeder, eds. Handbook of Medical Sociology, P506, Prentice-Hall.) フリーマン、レビン、リーダー著、姉崎正平訳：医療社会学の現状、日野原重明、橋本正巳、杉正孝監訳：医療社会学、P427、医歯薬出版、1975.

2) 栗田賢三・古在由重編：岩小辞典・哲学、P.81-82、岩波書店、1958.

3) Paul, B.Horton and Robert L.Horton, :Plaid for Introduction Sociology, Learning Systems Company, 1971. ポール・B・ホートン、ロバート・L.ホートン、辻村明監訳、村井久三、渡辺良智訳：プログラム学習による社会学入門、P.72、学習研究社、1978.

4) 田村健二：社会福祉における「主体性」の問題、東洋大学大学院紀要、第 10 集、P.65-86.

5) 務台理作：哲学概論、P.195-229、岩波書店、1959.

6) Peter Pritchard.:Mannul of Primary Health Care Its Nature and Organization, P.7-10, Oxford University Press, 1978.

7) Ruth Wu:Behavior and Illness, Prentice Hall, Inc , 1973. ルース・ウー、岡堂哲夫雄訳：病気と患者の行動、P.5-26、医歯薬出版、1975.

8) ルース・ウー（岡堂哲雄訳）：前掲書 7）、P.95-96.

9) Parsons 流の機能論的アプローチからすれば、「健康という問題は、本質的に、社会体系の機能的前提要件の１つである。…というのは、もし疾病が社会的行動によって全然コントロールできない、つまり、疾病は社会生活における与件的な独立変数ということになるなら、疾病が個人から社会的遂行能力を奪ってしまうのを防ぎ得ないからである。しかし、合理的方法によるか否かは別として、疾病を社会的にコントロールできると考える限りにおいては、疾病のコントロールに、換言すれば疾病を最小限に減らすことに、社会は機能的関心をもつはずである。

このような概念枠において、医療を社会的役割関係の一種であるというとき、それは具体的にはどのような意味を含んでいるのであろうか。第１には、援助を必要とする者とそれを与える者とのあいだの関係が構造的に定型化されており、したがって、それが予測可能な規則性をもった関係であることを意味する。…病気と健康も問題は、文化の一部として、つまり社会的遺産として世代から世代

へと伝えられてゆくものとして考えられている場合が多い」のである。(Samuel W.Bloom, Robert N.Wilson., :Patient-Practitioner Relationships, Howard E. Freeman, Sol Levine, Leo G.Reeder eds., Handbook of Medical Sociology, P.317, Prentice Hall, 1972.) ブルーム、ウイルソン、杉正孝訳：患者・治療者関係、日野原重明・橋本正巳・杉正孝監訳：医療社会学、医歯薬出版、1975.

10) Tallcott, Parsons, :Definitions of Health and Illness in the Light of American Values and Social Structuire, E.Cartly, Jaco.eds:Patients, Physicians and Illness, 117, The Free Press, 1972.

11) ルース・ウー（岡堂哲雄監訳）：前掲書 7)、P.100.

12) ①この点については、Dubos が「あきらかに、健康と病気とは、単なる解剖学的、生理学的、心理学的属性では定められない。その本当の尺度は、自分自身とかれの属するグループに認められている形式で、活動できる個人の能力である」と主張していることからも明らかである。(R. デュボス、田多井吉之助訳：健康という幻想、P.195, 紀伊国屋書店、1971.)

②筆者は、健康の「社会的側面」を証明すべく、実態調査を実施した。その結果は、次の通りであった。「あなたは、健康とは何かときかれた時、どのように応えますか」という質問をすると、男児と女児（共に中学生）は、共に健康とは「病気でない状態」(50%、58%) であり、「身体が丈夫で元気がよく調子がよい状態」(19%、8%) であるといったように、身体的な面を強調する者が多いのに対して、父親と母親は「仕事ができること・生きがいにつながるもの」(23%、10%)、「心身ともに健やかなこと」(15%、13%) さらに「幸福なこと」(10%、18%) といったように身体的な面はもとより、精神的・社会的な面を強調する傾向を把握することができる。このように人びとは、自らの成長と共に健康の社会的側面をより強調するようになるのである。(島内憲夫：現代家族と健康管理、森山豊：家族社会学、母子保健講座 6、P.207-208、医学書院、1981.)

その後の調査によって、人びとの健康の考え方は、歴史社会的に変化することが分かってきた。日本人の健康の考え方であるが、大人では「心身ともに健やかなこと」が一番多い。最近では「前向きに生きられること」「心も身体も人間関係もうまく行っていること」も上位になってきている。医療者は「病気がないこと」をあげる傾向があるが、それは医師にとっての 1 つの目標となるので、当然ともいえる。鈴木美奈子の調査でも同様の傾向が見られている。このように、健康を身体面だけでなく、精神的、社会的広がりで捉えていることを理解しなければならない。①島内憲夫：第 1 章ヘルスプロモーションの考え方　ヘルスプロモーションの基本命題、市村久美子・島内憲夫編著：ヘルスプロモーション、P.4-5、メヂカルフレンド社、2020.②鈴木美奈子他：主観的健康観が健康行動と健康状態に及ぼす影響－特定健康受診者を対象として－、ヘルスプロモーション・リサーチ、5（1)、P.12-23, 2012.)

13) 島内憲夫・鈴木美奈子：ヘルスプロモーション― WHO オタワ憲章 P ～、P.79-80、垣内出版 P.79-80, 2012.

14) 島内憲夫：第 1 章　ヘルスプロモーションの考え方、I ヘルスプロモーションの基本命題、市村久美子・島内憲夫編著：ヘルスプロモーション、メヂカルフレンド社、P.6, 2019.（アントノブスキー :Antonovsky, A.: Unraveling the Mystery of Health:How People Manage Stress and stay Well, Jossey-Barss, San Francisco, 1097.)

15) 島内憲夫・鈴木美奈子著：健康社会学講義ノート、P.19、垣内出版、2018.

16) ブルームとウイルソンが指摘しているように、病気が重ければ、それがたちまち人間存在そのものの否定である死という最大の恐怖につながることはいうまでもない。(Samuel W.Bloom, Robert N.Wilson., :Patient-Practitioner Relationships, Howard E. Freeman, Sol Levine, Leo G.Reeder eds., Handbook of Medical Sociology, P.327, Prentice Hall, 1972.、ブルーム、ウイルソン、杉正孝訳：患者・治療者関係、日野原重明・橋本正巳・杉正孝監訳：医療社会学、P271、医歯薬出版、1975.)

17) ルース・ウー、岡堂哲雄監訳：前掲書7) p.130-157.

18) この「主観的現実」を別の言い方ですれば、Friedson が「素人仲間での参照システム」と呼んでいるものに相当しよう。すなわち、「患者が疾病を処理する過程は、彼が愁訴の性格とそれへの対策についての自分の意見をつくっていく過程といえる。その場合に、医学には素人である人びととの相談の結果が彼の意見に大きく影響し、素人では処置しきれなくなったら、いつどのような専門家にどんな方式で診てもらいにいくかも、素人仲間との相談で定めてしまうことが多い。したがって、患者が自分の病気に気づいてそれを処置していく行動過程の分析には、素人仲間の参照システムとよぶべき概念が役立つ」のである。(Samuel W.Bloom, Robert N.Wilson., :Patient-Practitioner Relationships, Howard E. Freeman, Sol Levine, Leo G.Reeder eds., Handbook of Medical Sociology, P.327, Prentice Hall, 1972.、ブルーム、ウイルソン、杉正孝訳：患者・治療者関係、日野原重明・橋本正巳・杉正孝監訳：医療社会学、P279、医歯薬出版、1975.)

19) T.Parsons, :The Social Syetem, P208, Free press, 1951.、佐藤勉訳：社会体系論、P211、青木書店、1974.

20) O.G.Brim, Jr.:Socialization through the life cycle, O.G.Brim Jr.& S.Wheeler, ed.:Socialization after childhood P.3.Wiley, 1966. 高橋均：政治的社会化、日本教育社会学会編：教育社会学の展開、P.11、東洋館出版、1972.

21) E.Zigler and I.L.Child, :Socialization, G.Lindzey and E.Aronson, eds.:The Handbook of Psychology, Vol. Ⅲ, P.456, 1969. 高橋均：政治的社会化、日本教育社会学会編：教育社会学の展開、P.11、東洋館出版、1972.

22) P.H.Mussen., :Early socialization, learing, and indentification, G.Mander et al eds.:New direction in psychology Ⅲ（Holt, Rinehart & Winston, 1967.）菊池章夫：はじめに－社会化をめぐる問題、斎藤耕二・菊池章夫編著：ハンドブック社会化の心理学、P.5、川島書店、1967.

23) A.Inkeles, :Social Structure and Socialization, D.A.Goslin ed., Handbook of Sicialization theory and research, P.615-616, 1969.（新井真人：職業的社会化、日本教育社会学会編：教育社会学の展開、P.25, 東洋館出版、1972.

24) 山村健：ソーシャライゼーション、教育社会学研究（21）、p106、1969.

25) 松原治朗：核家族時代、P.79、日本放送協会出版会、1969.

26) 山村賢明：社会化研究の理論的諸問題、教育社会学会編：教育社会学の基本問題、P.92-111、東洋館出版社、1973.

27) 「健康の社会化」に先行する個別のテーマとして、「政治的社会化」、「職業的社会化」、「道徳的社会化」等がある。

28) 島内憲夫：現代家族と健康管理、森山豊編：家族社会学、母子保健講座6、P.213、医学書院、1981.

29) 浜口は、Durkeim の教育の定義－「職業的社会化（socialization methodique）」－を借りて教育を「方法論的な意味で制御された社会化の過程」と解釈している。(浜口惠俊：教育の概念と機能、姫岡勤・二関隆夫編：教育社会学、p.17-18、有斐閣、1967.)
荻原もまた同様の見解を示し、「教育の理念性・意図性と社会化の自然性」という表現で、社会化が教育の基底的な概念であるとしている（荻原天昭：現代社会における学校と家族、日本学校社会学研究会編：学校社会学ハンドブック、P.132-142、協同出版、1970.)
これに対して山村（健）は、教育の独自性を強調して、「社会化は本質的に体系維持的である」とし、「教育は"体系革新的"な役割を強く期待されているため両者は重なり合えない」と批判的な見解を示している。(山村賢明：社会化研究の理論的諸問題、教育社会学会編：教育社会学の基本問題、P.92-111、東洋館出版、1973.)

ともあれ本稿においては、浜口等の見解にもとづき、教育を「制度的な機能としての社会化の過程」と解し、基本的には、社会化を教育の基底的な概念と考えた。したがって、社会化された内容が意図的に組織化された形が教育であり、その「教育の意図性ないし理念性が、文化の一部として日常生活に反映されたときは、教育を社会と同義にみることができる」のである。（萩原元昭：前掲書31）P.213-215）

30) 島内憲夫：前掲書28）P.213-215.

31) 島内憲夫；前掲書28）P.215.

32) Arnold Birenbaum:Health Care and Society, P.47, Land Mark Studies, 1981.

33) 青井和夫：小集団の連続的機能、塩原勉・松原治朗・大橋幸編：社会学の基礎知識、P.332、有斐閣、1973.

34) 岩井弘融：社会学原論、P.121、弘文堂、1973.

35) 島内憲夫・丸地信弘・中島紀恵子・松田正己：保健活動における住民の主体的参加、丸地信弘編：保健活動〈見直し〉の理論と実際、P.144－148、医学書院、1981.

36) 民秋言：人間と家族、家族社会学（母子保健講座 6）、P.5-7、医学書院、1981.

37) 丸地信弘編：保健活動〈見直し〉の理論と実際、P.213、医学書院、1981.

38) アレックス・インケルス、辻村明訳：前掲書1）P.119.

39) Edward B.reuter., :Handbook of Sociology, P.113, Dryden, 1941.

40) アレックス・インケルス、辻村明訳：前掲書1）P.119.

41) 大村潤四朗：医療制度、山本幹夫編：エッセンシャル衛生公衆衛生学、P.337、医歯薬出版、1980.

42) Irwin T. Sanders: Public Health in the Community, Howard E.Freeman, Sol Levine, Leo G.Reeder eds.:Handbook of Medical Sociology, P.413-415, Prentice-Hall, 1972. アービン T・サンダース、金永安弘訳：コミュニティにおける公衆衛生、ハワード、E. フリーマン、ソロ　レビン、レオ R・リーダー編：日野原重明・橋本正巳・杉正孝監訳：医療社会学、P.3542、医歯薬出版、1975.

43) Alma-Ata 1978, Primary Health Care, Report of the International Conference on Primary Health Care, Alma-Ata, U.S.S.R., 1978.
（能勢隆之・斎藤勲翻訳：プライマリー・ヘルス・ケア、財団法人日本公衆衛生協会、1978.）

44) 丸地信弘編：前掲書35）

45) 島内憲夫・鈴木美奈子著：ヘルスプロモーション〜WHO：オタワ憲章〜、垣内出版
2013.

46) 島内憲夫・鈴木美奈子著：ヘルスプロモーション〜WHO：バンコク憲章〜、垣内出版、2012.

47) 丸地信弘・島内憲夫：前掲書35）P.9-10.

48) Cartwright D, Zander A:Group Dynamics-Research and Rheory, Davistock Publications, 1960.
（三隅二不二・佐々木薫編：グループ・ダイナミックス、Ⅰ、ⅲ、誠信書房、1971.）

49) 大村潤四朗：前掲書41）P.338.

50) 新睦人・中野秀一郎：社会システムの考え方、P.7、有斐閣、1981.

51) 和田貞夫：システム技術の話－新しい思考－、P.84-90、日本経営出版、1970.

52) アレキシス・カレル渡部一訳：人間この未知なるもの、P.74、三笠書房、1981.

53) アレキシス・カレル渡部一訳：人間この未知なるもの、P.86、三笠書房、1981.

54) 島内憲夫・助友裕子：ヘルスプロモーション入門－地球サイズの愛は自分らしくいきるために－、垣内出版、2000.

55) ①このシステム・アプローチの方法的基礎の中核を成しているものは、Anderson と Carter である。
(Ralph E.Anderson and IRI Carter .: Human Behavior in the Social Environment a social systems

approach, Aldine Publishing Company, 1978.)

② Hill は、「1980年代の家族調査のゆくえ－連続性、緊急性、制約性、そして新しい展望（見通し）－」(Reuben Hill, .: Whiter Family Research in the 1908's; continuities emergentsw, constrains and new horixations, Journal of Marriage and the Family, P.255-257, may, 1981.) と題する論文の中で、これからの家族調査は「豊富な財源のついた官僚的調査のための大きな国家的な研究は去り、かわりに個人研究者が、小さな地方的サンプルを取り扱って家族を調査（探索）的に描写する研究が登場するだろう」と述べ、「そこには、新しい本質的なものへの挑戦的な願望もまた存在する」と注意を促している。さらに、「この挑戦には、動的バウンド・システムとしての家族を明らかにするための"エネルギー"、"スペース"そして"タイム"という3つの中心的な概念の解明と操作化が包含されている」と述べている。（なお、この Hill の論文は、本稿がほぼ完成しかけていた5月（当時1983年）の末頃、FLC（Family Life Course）研究会〈代表森岡清美教授〉の帰り道、ご一緒した石原邦雄先生（国立精神衛生研究所）に「保健社会学の理論構成」（当時：1983年）の話を持ちかけたところ、「あなたと同じような発想を Hill もしている…」と言って渡して頂いたものである。

この貴重な示唆は、そのまま、このシステム・アプローチの構成に多大なる影響を及ぼしている。ここにその経緯を記して石原先生への謝意としたい。

56）務台理作：哲学概論、P.230、岩波書店、1959.

57）務台理作：前掲書 P.232.

58）栗田賢三・古在由重編：岩波小辞典・哲学、P.82、岩波書店、1958.

59）栗田賢三・古在由重編：前掲書57）P.82.

60）栗田賢三・古在由重編：前掲書57）P.82.

61）58）栗田賢三・古在由重編：前掲書57）P.82.

62）Ralph E.Anderson and IRI Carter:op.cit, .P.13.

63）Ralph E.Anderson and IRI Carter:op.cit, .P.13.

64）森岡清美：家族研究の課題と方法、姫岡勤・上子武次編著：家族　その理論と現実、P.24、川島書店、1978.

65）千葉康則：行動科学とは何か、P.76、日本方法出版協会、1975.

66）森岡清美：前掲書64）P.215.

67）Ralph E.Anderson and IRI Carter:op.cit, .P.24.

68）森岡清美：前掲書64）P.215.

69）Ralph E.Anderson and IRI Carter:op.cit, .P.26.

70）Ralph E.Anderson and IRI Carter:op.cit, .P.28-29.

71）Ralph E.Anderson and IRI Carter:op.cit, .P.29.

72）Ralph E.Anderson and IRI Carter:op.cit, .P.30-31.

73）浜島朗・竹内郁郎・石川晃弘編：社会学小辞典、P.118、有斐閣、1978.

74）島内憲夫：保健社会学の理論構成、若狭衛・小山修・島内憲夫編著：保健社会学 －理論と現実－、P.20、垣内出版、1983.

75）島内憲夫・鈴木美奈著：健康社会学講義ノート、P22、垣内出版、2018.

76）島内憲夫：前掲書74）P.37-38.

77）Howard E.Freeman, Sol Levine, Leo G. Reeder, op.cit.P.517,
　　フリーマン、レビン、リーダー（姉崎正平訳）：前掲書6）P.436.

78）Pl. バーガー、T. ルックン（山口節郎訳）：日常世界の構成 －アイデンティティと社会の弁証法－、P.23-24、新曜社、1977.

第Ⅱ部

健康社会学の理論的根拠

1.健康社会学に影響を与えた世界の社会学理論

　健康社会学に影響を与えた社会学者は、数多く存在するが、特に次の社会学者を紹介しておきたい。

　まず、①機能主義：社会学の祖であるオーギュスト・コント（Comte,A）[1]、最初の健康社会学者であるエミール・デュルケーム（Durkheim,E）[2]、健康と病気の社会学的定義を役割理論から創られたタルコット・パーソンズ（Parsons.T）[3]、保健医療の機能を顕在的・潜在的機能に分けて明らかにしたロバート・キング・マートン（Merton,R.K）[4]、フォークエイズとモーレスの視点から人間文化を捉えたウイリアム・G.サムナー（Summer,W.G.）[5]。

　つぎに、②象徴的相互作用：行為の視点から人間行動を捉えたマックス・ウエーバー（Weber,M）[6]、主観的解釈・意味の視点から人間行動を捉えたジョージ・ハーバート・ミード（Mead,G.H.）[7]、そして、③マルクス主義：闘争理論、葛藤モデルの視点から人間を捉えたカール・マルクス（Marx,K）[8]。最後に、④人間行為の再解釈：アンソニー・ギデンズ（Giddens,A.）[9]、パーソンズ等の機能主義社会学を批判し、マルクスやデュルケームやウエーバーに立ち返り、「二重の解釈学」に基づく、新たな社会学的な方法論を模索した。すなわち、社会学者の対象は、既存の社会に存在する行為者によって、解釈

された社会的世界の再解釈である。このギデンズの存在する行為者の再解釈こそが、健康社会学的創造力の原点なのである。また、ギデンズは、「理想主義的現実主義」の立場を堅持し、「民主主義」（デモクラシー）を理論的かつ政治的実践的に再構成している。それは、「社会学は社会問題を解決することはできない。社会問題を解決するためには『ポリティクス』（政治）の力が必要である。」と言う認識があるからである。

　健康社会学もギデンズと同様に、社会における健康問題を解決するためには、健康社会学的創造力と共に「政治の力」が必要であることは十分理解している。それは、WHOのヘルスプロモーションが、「生活戦略」であると同時に「政治戦略」を必要としていることと軌を一にしている。

注・参考文献

注

1. 世界の社会学者の理論については、松野弘監修・仲川秀樹編著：社会学史入門、ミネルヴァ書房、2020 年．参照された。
2. 外国の社会学・健康社会学の書籍については、下記の 2 冊を紹介しておきたい。
   ① 社会学：Martin Joseph: Sociology for Everyone, Polity,1986.（この書籍の序文を、アンソニー・ギデンズが書いている。
   ② 健康社会学：Andrew C. Twaddle: A Sociology of Health, Macmillan Publishing Company, 1987.
   この 2 冊の書籍は、アメリカのノースカロライナ大学ヘルスサービス・リサーチ・センターに留学中に購入したものである。

参考文献

1) オーギュスト・コント（Comte, A）（霧生和夫訳）：社会再組織に必要な科学的作業のプラン、清水幾太郎編：世界の名著 46 コント・スペンサー、中央公論社、1980.
2) エミール・デュルケーム（Durkheim, E）（宮島喬訳）：社会学的方法の基準、岩波書店、1978.
3) タルコット・パーソンズ（T.Parsons）（佐藤勉訳）：社会体系論、青木書店、1974.
4) ロバート・キング・マートン（Robert Merton King）：
5) ウイリアム・G. サムナー（Summer, W.G.）
6) マックス・ウエーバー（Weber,M）：（清水幾太郎訳）：社会学の根本概念、岩波書店、1972.
7) ジョージ・ハーバート・ミード（Mead, G.H.）（河村望訳）：精神・自我・社会、人間の科学社、1995.

注・参考文献

8）カール・マルクス（Marx, K）（古在由重訳）：ドイツ・イデオロギー、岩波書店、1956.
　　マルクス .K・エンゲルス F（大内兵衛・向坂逸郎訳）：共産党宣言、岩波書店、1951.
9）アンソニー・ギデンズ（Giddens,A.）（松尾精文他訳）：アンソニー・ギデンズ
　　社会学、両立書房、1994.
10）鈴木健之：第 15 章　A・ギデンズー構造化と自己ー、松野弘監修・中川秀樹編著：社会学史入門、
　　P.237、ミネルヴァ書房、2020.
11）鈴木健之：前掲書 10）、P.236
12）島内憲夫・鈴木美奈子著：ヘルスプロモーションー WHO: バンコク憲章ー、P.59,P.124、垣内出版、
　　2012.

2. 健康社会学に影響を与えた日本の社会学理論

(1) 先達の諸理論

1) はじめに

　健康社会学の歴史をたどれば、1955年にアメリカで始まった医療社会学を出発点とし、1959年に澤口進が産み出した「保健社会学」を経て、島内憲夫が1987年に創造した「健康社会学」に至る歴史が存在する。[1]

　健康社会学とは、人々の健康を支えている現実を人生、愛、夢そして生活の場である、街、地域社会、職場、学校、家族、保健医療施設等との関係において理解した上で、その健康を創造する知識と技術（ヘルスプロモーション）[注1]を社会学的視点から明らかにしていく科学である。[1]

　人類史という舞台に登場してきた全ての社会は、例外なく生や死、健康や病気をめぐる生物的・社会的に重要な出来事（events）に対して特別の関心をはらっており、それぞれに対する対処の仕方（the way of coping）を備えていた。[2]その対処の仕方はそれぞれの社会システムに対する均衡（equilibrium）の特徴に由来している。すなわち一定の状況の中で、ある人間に対してその状況を変えるような病が加わったとすると、それによって変化する形態を現状に戻す傾向をもった反作用（対処）が生じるからである。この対処はきわめて動的均衡状態といえるものである。[3]

　しかし、近代医療の発展はこの自然発生的な動的均衡状態を崩壊せしめているような過医療の状況下にある。すなわち、専門分化が人々の日常生活に密着した基本的な人々の生活習慣を軽視した形で君臨し、専門家の独占的な仕方（治療・ケア）を人々に押しつけ、人々が彼らの長い歴史過程の中で受け継いできた健康生活習慣や健康的な環境形成を実践していくというセルフ・コントロールや自助努力の精神と力を奪いつつある。[4]そうした危機的社会状況を克服するためには、人々が「自らの取り巻く生活環境に対しいかに適応するか」という認識をもち、ヘルスプロモーション活動を実践していくことがなにものにもまして重要であると思われる。換言すれば、人々が自ら

主体性を考察した自己自身によるヘルスプロモーションの主体的実践には、「人が人間関係に於いてのみ人[5]」たりえるという認識とそれを前提とした動物社会には存在しない人間独特のエネルギー、すなわち「人との交わり」によってのみ生じるエネルギーが必要不可欠なのである。なぜなら、人間が相互依存的存在であるからである。

　健康社会学は、この人間のもつ相互依存性によるエネルギーを媒介とした主体的なヘルスプロモーション活動を、より高次のものとするための抽象化の作業でなければならないと思われる。なぜなら、「現実」そのものが「理論」的に動いているからである[6]。

2) 保健医療社会学の学説史に見られる健康社会学の萌芽

　日本における保健医療社会学の学説史を通して、健康社会学の萌芽を探ってみよう。保健医療社会学は、彼らのおかれた特殊歴史的な状況の中で生じているさまざまな保健医療をめぐる諸問題に対して、それぞれの論理的な立場と思考を武器として、その問題解決のための戦略を編み出している。その戦略は数多くあるが、著者等はその中から特に異彩を放っている**北原龍二、澤口進、野原忠博、田中恒男、安食正夫、篠原武夫、杉正孝、姉崎正平、園田恭一、**そして**山手茂**の10人の戦略を取り上げ、以下の4つの視点を意識しながらその方法論的諸論点を明らかにしてみたい。その視点は、①研究の目的・課題と姿勢、②基礎概念・中心概念、③対象、そして④方法の4つである。

1. 北原龍二

　北原龍二は、「病気」と「労働能力」を中心とし、対象である医療を捉えようとしている[6]。ここでの「病気」とは、「生活能力の喪失ないし減退」であり、また「生活能力は個体（個人）レベルの問題であるだけでなく、集団レベルの問題でもある。[7]」と述べている。

　この北原の「生活能力の喪失ないし減退」と病気を捉える考え方は、健康を「個人が社会化されるにつれて担う役割と課題を効果的に遂行することで

ある」[8]と捉えているパーソンズ、Tの考え方に依拠していると思われる。

一方、「労働能力は、生産手段の体系、その技術的水準、それらを所有し、利用し、また争奪する対立と闘争の中で、個体と集団レベルにおいて具体的に成立する。」[7]

この二つの概念を用いることの必然的な帰結は「医療」の概念に現われている。「医療とは病気の人間に加えられる生活能力回復ないし減退防止の技術的手段と、それを用いて営まれる活動の総称である。」[7]

また将来の研究法として、北原は「社会学はおのおの自身の力によって、従来もっぱら医学によって説明されてきたものに対して、独自の説明をうち立てねばならない」[7]とし、さらに、社会学は医学との「『断絶』を介して、『孤立した思考』を営まねばならない」と強調している。この孤立主義は、山手茂によって「社会学の過大評価」であると厳しく批判されている。[9]しかし、このような批判を浴びながらもその孤立主義がかえって、北原にソーシャル・アクションへの情熱を生み出し、医療に占有するパワーの解体とその解体が生みやすい医療の不統合を再編すべき担い手としての病者、抽象的には国民の一般の介入の必要性を訴えせしめている。

2. 澤口 進

澤口進は、「保健社会学は、共同生活の視点に立ち『医療』を社会学的行為の全体と同様に解し、あらゆる健康現象を福祉として捉え、この福祉を相互作用、社会関係の概念で理解し、予見のための素材を提供するものである。」[9]

要するに、澤口の保健社会学は「予見のための素材を提供すること」を目的とし、その目的達成のためには「学際的協力」が必要であり、またその中心概念は「行動」であり、対象としての「健康現象」を「福祉」の視点から捉えようとするものである。

この福祉の視点は、他の研究者にはみられない特徴である。

3. 野原忠博

　澤口の研究の問題意識を継承し、さらに明確で科学的な形で発展せしめたのが野原忠博である。野原は「健康に対する考え方（健康観）と、それにもとづく取り組み方（保健行動）は、社会の理念と複雑に関連している[11]」ので、「保健社会学は、健康像の変貌をふまえたうえで地域住民のすべてのwell-beingの向上と増進の達成のために行動科学的手法を導入するものでなければならない。[12]」と基本的な方向性を述べている。

　また、保健社会学の中心概念として「健康」「感情の表現」「ヒューマニズム」「意志決定」「役割」「保健行動」を位置づけ、その対象を「健康現象全般」に置いている。（野原　1977：406）要約すれば、野原の保健社会学は「健康現象全般を解明し、それにもとづく対策の樹立・実施・評価のための行動科学[12]」ということになろう。なぜなら、野原が「保健社会学は、保健『社会学』としてではなく、健康生活を維持するための行動科学的研究分野の一領域と積極的な保健福祉活動を健康教育活動という面から展開していかなければならない[13]」と明確に述べているからである。この姿勢は、野原のつぎのような現代社会への挑戦的な認識に如実に現われている。

「我々の生活している今日の社会は、人類がかつて経験したことのない新しい社会、すなわち高齢化社会と規定する事ができる。平均寿命の延長によって、ほぼ一世紀にわたって生き長らえるができるまでになった。このような社会的状況のもとで、全ての人々が健康で、他者から強制されることなく主体的にしかも積極的に保健福祉活動を展開しうるような社会を形成することは、きわめて質の高い政策課題への挑戦といえよう。[11]」

4. 田中恒男

　田中恒男は、「医療社会学の目的は、終局的には人々の健康を擁護し、その保健医療の体系を、地域その他の社会集団の発展段階に合わせて整備するための基礎的・実践的資料を提示し、人々の（human society）」の生活の福祉に役立たせようとするものでなければならない[14]」という点は、野原と同じ

である。

　しかし、田中の場合は、医療社会学の中心概念を、「行動」とし、それを概念的道具として、その対象である「社会的現象としての健康」「不健康問題の社会病理」「医療過程」そして「保健行動」を照射している。[16]

　また、田中は「保健医療がトータルなものとして人間生活の向上・維持に有効に機能するためには、今日の社会的接近を超えて、極めて広大な学問領域の学際的な努力が要求されてくる。」[15]と述べているが、保健医療の社会学であるならば、社会学はつぎのようであらねばならないと厳しく論述している。「社会学が本来意図するところは、各種現象の中の社会関係（もしくは社会的相互作用）や、社会の形成過程の究明と、その理論化にあり、実現社会への還元は、その過程を経た上でなされるべきである。」[16]つまり、田中は理論化の必要性と、それを前提とした実践の必要性を訴えているのである。この点は、保健医療社会学の理論化の遅れを批判したものである。我々は真摯にその批判を受け止めるべきであろう。

5. 安食正夫

　澤口、野原、田中に共通する点は、保健医療の社会学が究極的には、「幸福追求の科学」でなければならないという研究姿勢を堅持しているところにある。

　この考え方をさらに徹底させているのが、安食正夫である。それは、つぎの表現から読み取れよう。「病める人にとって、身近な対人関係や医療従事者からの個別的で具体的な処遇こそが最大の関心事であるし、極端には明日が待てないのである。」[17]それゆえ、医療社会学の対象を「具体的な処遇」においているが、その広がりは生命・病気・死亡・人間関係そして制度にまで及んでいる。[17]

　また、中心概念は社会・精神・身体的（socio psycho somatic）な好調（well-being）にある。[17]そして、方法は社会病院論・社会治療論を踏まえたものでなければならないと主張している。[17]ここで重要なことは、「この二つ

の方法論の統一の道が、同時に『病める人』の幸福追求の道でもある。」[17]という
ことである。

6. 篠原武夫

　篠原武夫の医療社会学の中心概念は医療のプロトタイプとしての「医者－患者」関係であり、対象は「現実の保健医療の問題」である。[18]また、篠原は医療社会学を応用社会学として捉えながら、「現実的な諸問題の解決への方途を探るという性格を持っている以上、その方法論が人間学的な観点を基点としたものであるならば、特定の型にはめ込まなけらばならない必然性はない。」[19]とその方法の柔軟性を主張している。さらに言えば「社会学的接近が、全人格としての患者中心という観点に立ったものであるかどうかということである。」[19]

　こうしてみると篠原の研究姿勢には、社会学以前の問題としてヒューマニズムの観点が内在していることが理解されよう。この点は、保健医療社会学者の認識の出発点であると同時に必須要件でもあるといえよう。

7. 杉正 孝

　杉正孝は、医療を社会学理論構築のための対象と考えている。それは、杉の『病院の組織と人間関係』[20]と題する書物の『序』の中に如実に現われている。
「本書は、人間関係とはいっても、現場における個別的具体的な人間関係を処理するため人扱いのコトを説くといった実践的なものではなく、人間関係の単位を個人よりもむしろ職能集団としてとらえ、組織という制度的な枠組みの中におけるそれらの相互関係を説明するための理論を探ろうとするものである。」[20]と述べ、さらに「患者は病院の活動にとってあくまでも対象であって主体ではない。」[20]それゆえ「患者や家族を含む人間関係は、ここで言うところの病院における人間関係概念にはいちおう含めない」[18]と、述べている。

　この記述から杉の医療社会学の根底には、Sociology of Medicine 的な考え

方が流れているように思われる。なぜなら、杉の関心は、組織としての病院の社会学的な構造の解明にあったからである。それゆえ、中心概念は「職場組織としての病院における職員の人間関係」になったものと思われる。

しかし、杉の中にも対象の認識におけるシフトがみられ、『ヘルスケア・シフトと社会学』と題する論文の中で「行動科学」の必要性を主張しながらヘルス・ケアの全体像を対象の中に取り込もうとする意欲がみられる。杉の「ケアの拡大という意味でのヘルスケア・シフトの基本概念は、人間の健康と疾病を連続的なスペクトラム概念としてとらえ、その全スパンをケアの対象とすることにある。[21]」すなわち「従来ややもすれば、健康者だけの存在を前提として構成されていた家庭や職場などの社会生活の場面に、常時半健康者もおかれることによって、日常的な社会活動のための役割構造の中にヘルス・ケアの機能が組み込まれる[21]」ということである。こうした事実は「半健康者に対する必要なケアや半健康者のための健康教育や予防医学をはじめから組みこんだ複合的な流動的役割構造[21]」といったことが、その問題を捉えるために必要となってきたことを意味してる。

杉の方法は、初期において集団・組織の行動を軸に保健医療の問題を解明しようとしていたが、その後動機づけ理論や精神分析理論あるいはリーダーシップ論といった個人レベルの行動分析までの保健医療の問題を解く際には、取り込まなければならない、とその守備範囲の拡大を訴えているように思われる。こうした考えは、澤口や野原と同様、行動科学的アプローチの必要性を訴えているものと解釈することができる。

8. 姉崎正平

姉崎正平は、社会学的研究の方法論的問題点をつぎのように論じている。「人間関係論、集団論、社会生態論あるいは医学教育、医療計画、医療行政への参加により社会学者が医療にアプローチする場合、二つの点で観念論に陥りやすい。すなわち、一つは医療技術の欠如、他は歴史的視点を踏まえた科学的社会観特に政治経済学的分析に基礎を置く国家論である。[22]」

姉崎のこうした基本姿勢は、結果的につぎのような基礎概念を医療社会学の中心に置くことになった。すなわち、「労働の三要素（主体・対象・手段）」「労働の技術過程と組織過程」そして「労働の二重性の発展過程としての医療供給制度と医療経済制度」がそれである。[22] また、対象としての保健医療社会学者がミクロな行動を問題としているのに対し、姉崎は「医療技術論」「医療供給制度」「医療経済特に医療保障」「医学教育」そして「医療関連産業」といったマクロな制度を問題としている点が、他の研究者にみられない特徴である。[22]

9. 園田恭一
　園田恭一は、「保健社会学の構想」を論じる中で保健・医療をめぐるさまざまな可能性を検討している。
　園田は、保健社会学は「ごく一般的・抽象的にいえば、時代の要請している保健や医療問題の社会的側面を、社会学的に解明してゆくことを課題として登場してきたもの[23]」であると述べている。また、「保健・医療問題の諸相に社会的あるいは人間的なものがからんでできているという現実が、社会科学的分析や接近を要請し、期待させているものにほかならない[24]」とも述べている。その場合に、園田は社会学プロパーか、社会学的分析かということを問題視している。[23][24] 終局的には「あまり社会学的分析とは、ということにこだわらずに、むしろ包括的に現実に接近すべきである。[24]と結論づけている。しかしながら「いずれ他の社会諸科学から保健医療への接近や研究が増大し、整備されてくる段階では、社会学独自の方法や解明が必要とされてくる。[24]」とも述べている。
　園田の場合、保健社会学の中心概念は、「行動」と「生活」である。[23] それは、人間の行動を中心に据え、そこから派生してくる生活を保健社会学の守備範囲に取り込もうとする園田の論理的帰結である。この「行動」を中心概念とする点は、澤口、野原、田中と同じであるが、「生活」概念を中心に据えた点は他の研究者には見られない特徴である。

また、園田は保健社会学の対象を「現実の保健医療問題[24]」とし、それを心理的・文化的問題と経済的・福祉的問題の二つに分けている[23]。前者の問題には、アメリカ社会学特に行動科学の考え方が使えるし、後者の問題にはマルクス主義的立場、特に経済分析が使えるであろうと述べている[23]。園田が好んで用いるのは、前者に代表される「地域役割論」、「生活構造論」である。それは、つぎの諸点にみられる。すなわち、「保健社会学とは、健康破壊の原因の認識と、健康の保持増進にからむ対策とをめぐって登場してきた新しい社会学だ[23]」と述べているからである。さらに、その研究の姿勢としては、「社会学的あるいは社会科学的研究ということが、現実的、実践的な問題を離れた、ただ単なる社会学者の関心や興味からの分析や接近ということであっては、保健医療従事者はもとより、一般市民や患者たちの支援や協力はえられまいし、また共感や関心を呼ぶこともないであろう。[21]」と保健医療社会学者に対し、警告を発している。さらに、「現実の保健医療問題や学問的課題の解明と解決に、医療関係者や社会科学者がそれぞれの学問や立場を尊重しあって、共に力をだしあって、取り組んでいくことが必要とされる。[25]」と述べ、医療関係者と社会科学者との共同的努力の必要性を訴えている。

10. 山手 茂

　山手茂は、姉崎が観念論として批判している人間関係論、集団論、社会生態論等の戦略だけでなく、姉崎の戦略である医療技術論や国家論にも批判を加えている[26]。その批判の内容には、他の研究者には見られない独自の価値が包括されているように思われる。

　山手の「保健・医療社会学の基本課題は、従来いわれているような、『社会学理論の検討』や『医学への奉仕』にあるのでもなく、また、新しい『社会生物学』を構想したり、医療労働分析に労働論・技術論を適用したりすることにあるのでもなく、国民が直面している現実の保健・医療問題の解決に有効な理論を構築すること、そのために必要な調査研究を推進することである。[26]」

また、保健医療社会学の中心概念についての園田との相違は、注目に値する。すなわち、園田は患者や市民の「生活」を中心概念としてあげているが、それに対し山手は「生活」という概念では狭すぎるということで、患者・国民の「身体・生活・意識」といったものをトータルに捉える視点が不可欠であることを主張している。[26]

　そして、保健医療社会学の方法は、既成の社会学や一般理論や産業学理論を応用することでもない。社会・文化・自然環境との関連において総合的・全体的にとらえることが必要であると結論付け、また「個人や家族を単位と[26]するミクロな方法ばかりでなく、社会・経済・文化構造の矛盾や環境汚染などがいかに個人や家族の健康を破壊しているか、保健・医療の矛盾がいかに個人や家族を深刻化させているかを分析するマクロな方法が不可欠である。」[26]と述べている。

　さらに山手は「保健・医療社会学研究者は、現実に患者・国民が当面している保健・医療問題に取り組み、問題解決のために患者・国民及び保健医療従事者が行っている実践に参加することを通じて、調査研究の課題を見出し、新しい方法と理論を創造しなければならない。」[26]と実践から理論に迫ってゆくという山手独特の研究姿勢を示している。

3) おわりに

　保健医療社会学の方法には、人類史始まって以来の「人々の病との闘いの歴史」とこの道に心血を注いだ多くの「人々のエネルギー」と、それが生み出した「技術artと科学science」の長い歴史への畏敬の念と共にそれに対する批判的態度が包含されている。

　医学は、健康の保持と、病気の予防、緩和あるいは治療に関する科学であり、技術である。社会学は、社会、社会制度や社会関係、特に人間存在の組織化された集団の発達・構造・相互作用と集団的な行動についての体系的な研究を主眼する科学である。[27]

　この医学と社会学の混血児（a child of mixed blood）として生まれた医療

社会学は、どちらの学的血統を重んじるかによって、二つの分極化した生き方をすることになった。一つは医療を社会学理論検証のための対象として捉える生き方（Sociology of Medicine）であり、もう一方は医療に奉仕する生き方（Sociology in Medicine）である。[28] しかしながら、このような分極化は、混血児として生まれた医療社会学にとっては、自殺行為である。なぜなら、医療社会学の使命は、医学でもなく、社会学でもない新しい科学の創造にあるからである。それゆえ、医療社会学には従来のパラダイムに捕らわれない新鮮な精神が必要なのである。

　健康社会学の原点は、世界的な視野からみれば、アメリカの土壌の中で「医学と社会学の混血児」として生まれてきた医療社会学にある。日本的な視野でみれば、日本の土壌から生まれた保健社会学にある。

　本論は、このような歴史的な基本認識を底流として、日本における10人の保健医療社会学者の戦略について論じてきたが、我々の学問的未熟さから思わぬ誤解をしているかも知れない。しかしながら、諸先達の理論の検討は、健康社会学を産み出すための知見を得るために必要な道筋であったことを記しておこう。すなわち、学説史（社会的なるもの）の中に健康社会学の萌芽を見出そうと目論んでいたからである。

付記

「(1) 先達の諸理論」は、島内憲夫・鈴木美奈子：保健医療社会学の学説史に見られる健康社会学の萌芽 －保健医療社会学の方法論的諸論点－、ヘルスプロモーション・リサーチ、Vol.3, No.5、5-12、2010 より転載

注・文献

注

注 1）ヘルスプロモーション Health Promotion は、21 世紀の健康戦略として 1986 年に WHO によって
オタワ憲章として提唱され、2005 年にバンコク憲章として再提唱された。

　　ヘルスプロモーションとは、人々が自らの健康とその決定要因をコントロールし、改善すること
ができるようにするプロセスである。〈島内憲夫・鈴木美奈子：ヘルスプロモーションに関するバ
ンコク憲章 ～意義と心～，ヘルスプロモーション・リサーチ Vol.2 No.1, 27-41〉

　　「ヘルスプロモーションは、個人とコミュニティが健康の決定要素をコントロールすることを増大
させ、それによって健康を改善することを可能にするプロセスである。それは、健康状態を変化
させるための基礎的なニードの充足はもとより、生活の質（QOL）までも高めようとする人びと
のために統一された新しい概念である。そしてそれはまた、健康な未来を創造するために、人び
ととのあいだを調整する戦略や個人の健康的選択を、社会的責任に統合させる戦略を持っている。
このようにヘルスプロモーションは、一方ではライフスタイルに直結した健康に対する生活戦略
であり、他方では政策に直結した政治戦略なのである。それゆえヘルスプロモーションは個人技
術の開発ばかりでなく、健康的な環境づくりがとくに重要である。」なぜなら「身体的、精神的、
社会的に完全に良好な状態に到達するためには、個人や集団が望みを確認・実現し、ニーズを満
たし、環境を改善し、環境に対処することができなければならない」からである。それゆえ「健
康は、生きる目的ではなく、毎日の生活の資源で」なければならない。〈島内憲夫（1990）：ヘル
スプロモーション～WHO：オタワ憲章～，垣内出版，2-8.〉

文献

1）島内憲夫・鈴木美奈子．（2008）：健康社会学講義ノート、順天堂大学健康社会学研究室, 2.
2）Inkeles, A. (1964)：What is sociology, 6, Prentice-Hall.（インケレス、A.〈辻村明訳〉（1972）：社
会学とは何か，東京：資生堂，114.
3）新睦人・中野秀一郎．（1971）：社会システムの考え方, 35.
4）島内憲夫（1981）：保健活動における住民の主体的な活動，丸地信弘編、保健活動〈見直し〉の理論
と実際 －「保健活動の場」の提案－，医学書院，143-159.
5）和辻哲郎．（1966）：人間の学としての倫理学，東京：岩波書店, 11.
6）島内憲夫．（1983）：保健社会学の理論構成
　　－理論と現実－，若狭衛・小山修・島内憲夫編著，保健社会学－理論と現実－，東京：垣内出版，11-
12.
7）北原龍二．（1973）：健康と病気の社会学説,信州大学教育学紀要，第30号：56-65.
8）Parsons, T. (1972)：Definitions of Health and Illness in the Light of American Values and Social
Structure, Jaco, E.Cartly.ed., Patients, Physicians and Illness, the Free Press.
9）山手茂．（1976）：保健医療社会学方法論の再検討, 社会学評論, 103, 第26巻第3号, 68.
10）澤口進．（1975）：健康管理と社会科学，第9回医学会総会会誌, 1348.
11）野原忠博．（1983）：健康観の変化と保健行動，園田恭一他編：保健医療の社会学，東京：有斐閣、
19.
12）野原忠博．（1977）：保健社会学の成果，保健医療社会学研究会編：保健・医療社会学の成果と課題,
東京：垣内出版，406.
13）野原忠博．（1978）：保健社会学序説, 琉大保医誌, 1 (1) 1-7.
14）田中恒男．（1971）：医療社会学，東京：学文社 9-10.
15）田中恒男．（1977）：保健医療社会学的接近を越えて，保健・医療社会学研究会編：保健・医療社会

学の成果と課題，東京：垣内出版，391.

16）田中恒男．(1981)：現代医療への社会学的アプローチ－主として研究方法論への批判－，保健・医療社会学研究会編：プライマリー・ヘルス・ケアの戦略，東京：垣内出版，283.

17）安食正夫．(1970)：医療社会学，東京：医学書院，2-3.

18）篠原武夫．(1974)：医療社会学序説－医者－患者関係を中心として－，東京医科歯科大学教養学部研究紀要，第 4 号，1-18.

19）篠原武夫．(1977)：歯科医療と社会学、保健・医療社会学研究会編：保健・医療社会学の成果と課題，東京：垣内出版，259.

20）杉正孝．(1973)：病院組織と人間関係，東京：医学書院 3-6.

21）杉正孝．(1983)：ヘルス・ケア・シフトと社会科学，看護，第 35 巻第 1 号，63.

22）姉崎正平．(1976)：医療問題研究の社会科学的基盤－主に我が国の医療供給に関する諸問題－，社会学評論，36-37.

23）園田恭一．(1974)：保健社会学の構想，三浦文夫編：社会福祉論，東京：東大出版会，150-154.

24）園田恭一．(1977)：保健医療社会学の対象と方法，保健・医療社会学研究会編：保健・医療社会学の成果と課題，東京：垣内出版，11-24
46-47.

25）園田恭一．(1976)：社会医学、公衆衛生学と保健・医療社会学，社会学評論，26（3）11.

26）山手茂．(1976)：保健医療社会学方法論の再検討，社会学評論，103，第 26 巻第 3 号，66-69.

27）Mayokovich, Minako K. (1980)：Medical Sociology, Alfred Publishing co, Inc.1-2.

28）Straus Robert.:The nature and status of medical sociology, American Sociological Review,22:200-204.

表Ⅱ-2-1：10人の保健医療社会学者の方法論的諸論点（目的）・基概概念・対象・方法
（2010:島内憲夫・鈴木美奈子）

研究者名	論文・書名	研究の目的・課題と姿勢	基礎・中心概念	対象	方法
北原龍二	健康と病気の社会学説	医療の占有するパワーの解体とその解体が生みやすい医療の不統合を再編すべきにない手としての病者・抽象的には国民一般の介入の必要性	生活能力の喪失・減退病気労働能力	医療	社会生物学　社会学は医療と「断絶」を介して、「孤立した思考」を営まねばならない。社会学は、おのれ自身の力によって従来もっぱら医学によって説明されてきたものに対して、独自の説明をうち立てねばならない。
澤口進	健康管理社会科学	福祉　予見のための素材を提供すること学際的協力	行動	健康現象＝福祉	行動科学　保健社会学は共同生活の視点にたち「医療」を社会的行為の全体と同義にとらえ、あらゆる健康現象を福祉としてとらえ、この福祉を相互作用、社会関係の概念で理解し予見のための素材を提供する。
野原忠博	保健社会学の成果健康観の変化と保健行動	健康像の変貌をとらえたうえで地域住民のすべてのwell-beingの向上と増進の達成のために行動科学的手法を導入するものでなければならない。	健康感情の表現ヒューマニズム意思決定役割　保健行動	健康現象全般	行動科学　医療現象全般を解明し、それにもとづく対象の樹立・実施・評価のための行動科学的接近を保健社会学と定義する。
田中恒男	医療社会学	医療社会学の目的は、終局的には人びとの健康と、その保健医療の体系を地域、その他の社会集団の発展段階に合わせて整備するための基礎的実践的資料を提示し人々（human society）の生活の福祉に役立てようとするものにほかならない。	行動	社会的現象としての健康保健行動医療過程	社会病理学　行動科学　保健医療がトータルなものとして人間生活の向上維持に有効に機能するためには、今日の社会学的接近を越えてきわめて広大な学問領域の学際的接近への努力が要求されている。
安食正夫	医療社会学	病める人にとって、身近な対人関係や医療従事者からの個別的で具体的な処遇こそが最大関心事であるし、極端には明日が待てないのである。	社会・精神・身体的な好調（socio-psycho-somatic）well-being	身体的な処遇病気　死亡（家族　職場）生命現象人間関係　制度	社会心理学理論（社会病院論　社会解体論）
篠原武夫	医療社会学序説	肝要なことは、社会学的接近が全人格体としての患者中心という観点にたつものであるかどうかということである。	医者―患者	現実の保健医療問題	人間学的視点を基点としたものであるならば特定の型に嵌め込まれなければならない必然性はない
杉正孝	病院組織と人間関係ヘルスケア・シフト社会科学	現場における個別的具体的な人間関係を処理するための人datingのコツを説くといった実践的なものではなく、人間関係の単位を個人よりも職能集団としてとらえ、組織という制度的な枠組の中におけるそれらの相互関係を説明するための理論をさぐろうとするものである。	関係	病院の組織と人間関係　患者はあくまでも対象であって主流ではない。それゆえ患者や家族を含む人間関係は含まない。	組織の理論人間関係論行動科学の必要性
姉崎正平	医療問題研究の社会科学的基礎	人間関係論　集団論　社会生態論あるいは医療教育・医療計画・医療行政への参加により社会学者の医療にアプローチの個別的な個別的な欠陥に陥りやすい。すなわち一つは医療技術論の欠如、他は歴史的視点を踏まえた科学的社会学観、特に政治経済学的分析に礎を置く国家論の欠如である。	労働の三要素（主体・対象・手段）労働の技術過程と組織過程労働の二重性（発展過程としての医療供給制度と医療経済制度）	医療技術論国民の傷病構造医療供給制度医療経済特に医療保障制度医学教育医療関連産業	医療技術論　国家論
園田恭一	保健社会学の構想保健医療社会学の対象と方法	現実の保健医療問題や学問的課題の解明と解決に医療関係者や社会科学者がそれぞれの学問や立場を尊重しあって、ともに力をだしあって、取り組んでいくということが必要とされる。	行動　生活　疾病⇔社会	心理的文化的問題経済的・福祉的問題現実の保健医療問題	地位―役割論　生活構造論
山手茂	保健医療社会学方法論の再検討	国民の直面している現実の保健医療問題の解明と解決に必要な理論を構築することそのために必要な調査研究を推進することそのために必要な調査研究を推進する保健医療の基本的課題は、従来いわれているような「社会学理論の検証」や「医学への奉仕」にあるのでもなく、また新しい「社会生物学」を構想したり、医療労働分析に労働論・技術論を適用したりすることにあるのでもない。	患者国民の身体、生活、意識	患者国民の身体・生活・意識（現実の保健・医療問題）	既成の社会学一般理論や産業社会学理論を応用することもできない。社会・文化・自然環境との関連において総合的全体的にとらえることが必要である。個人や家族を単位とするミクロな方法ばかりではなく、社会経済文化構造の矛盾や環境汚染などがいかに個人や家族の健康・生活を破壊しているか深刻化させているのかを分析するマクロな方法が不可欠である。

(2) 同世代の諸理論

　先達の諸理論を見てきたが、つぎに、先達の保健医療社会学の理論を継承しつつ、独自の理論に取り組んだ筆者と同世代の4人の研究者を取り上げたい。それは、**山崎喜比古**、**進藤雄三**、**黒田浩一郎**、そして**桝本妙子**である。

1) 山崎喜比古

　山崎喜比古については、①「山崎喜比古：健康と医療の社会学、2001.」と②「山崎　喜比古：健康の社会学の現段階、社会学評論、1998年49巻3号　p. 407-425」を取り上げたい。

　山崎は、②の中で、下記のように要約している。

「本稿では、日本における『健康の社会学』の発展と社会学サイドからのさらなる参加を期待する立場から、『健康の社会学』の現状と課題について論じた。

　第1には、保健医療領域に社会学的なアプローチをする学問分野を『健康・病気と保健・医療の社会学』と考え、『健康の社会学』をその略称として用いる必要とその根拠について述べた。

　第2に、このような意味での『健康の社会学』がその対象と方法において持つ総合性と体系性について明らかにし、日本においても『健康の社会学』の総合的な発展がめざされなければならないことを述べた。

　第3に、『健康の社会学』が現代の保健医療におけるパラダイム・シフト（「生物医学モデル」への批判，「社会モデル」の提案）と密接な関係を持って生成・発展してきていることを明らかにし、日本の『健康の社会学』もそういうパラダイム・シフトとの関係において展開、展望されなければならないことを示唆した。

　最後に、『健康の社会学』の発展のためには、多様な研究の発展が重要であること、また、全体としては、問題志向性を持った研究が期待されることを述べた。」

2）進藤雄三

　進藤雄三は、「進藤雄三：医療社会学、世界思想社、1992.第2版。」をまとめるにあたり、つぎのようなことを意識していた。

「最も重要な点は、『医療』と『社会学』との連結の問題を意識していたことである。

　そして、まとめるに当たり『医療社会学という学問領域の対象領域と方法論的問題について、全体的なイメージを組み立てるには著しい困難を感ぜざるをえなかった。』と回顧している。」

　また、このような悩みを抱えながら、「医療」と「社会学」との連結をめぐるこの困惑を解消するために、つぎの3つの課題の克服に専心している。

「1つは、『医療社会学』のプロトタイプを明らかにすること〜この学問領域それ自体の歴史的過程を整理しつつ、その理論的枠組・課題領域の輪郭を描き出すこと〜

　2つは、社会学理論との関連を念頭に、医療の経験的トピックスに対する固有な視点を例証すること

　3つは、社会学理論との関連を相対的に強くもつと思われる基本文献リストを作成すること

　以上の3つ、困惑の源流を見極めようとするなかで自覚された以上の3つの課題が、進藤の『医療社会学』の狙いとなっている。」

　筆者等の視点「健康社会学の視点」は、医療も含む大きな全体社会を視野に入れたマクロな「日常生活の視点」であるが、それからみれば、進藤の「医療社会学」は、病気と医療に限定されたミクロにフォーカスを置いた時点で、全体の日常生活に目を向ける余裕がなくなってしまった。医療という大きなモンスター、闇の中に埋没してしまったと思われる。

3）黒田浩一郎

　黒田浩一郎の次の論考「黒田浩一郎：第1章　医療社会学の前提」、黒田浩一郎編：医療社会学のフロンティア、世界思想社、2-52、2001.」を題材に

して、批判的にみてみよう。

　黒田のモデルは、D.マッツハの「逸脱者となること」である。本書は、D.マッツハが逸脱の社会学で行ったことを医療社会学について行うことが課題であった。この課題の視座構造が、逸脱・病気にあることから、D.マッツハの域を出ることができていない。そのため、「逸脱・病気」すなわち「非日常」に限定したマイノリティの視座を注視する「医療社会学」への関心が高まり、「健康・日常」といったマジョリティの視座を注視する「健康社会学」への関心には及ばなかったものと思われる。

　また、保健医療社会学、健康社会学と称する学問に取り組んでいる研究者に対して、「病気の原因および治療の対象としての、病者の意識、行動、社会関係、文化といった社会的側面を無批判的に取り入れ」ていると批判している。さらに、その典型が、山崎喜比古が「健康の社会学の現段階」（社会学評論、第49巻第3号、407-425、1998.）で取り入れた「QOL, ホリスティック・メディスン、病気説明モデル、キュアーからケアへ、インフォームド・コンセント、インフォームド・チョイス」などであると指摘している。

　人間は、病者の役割を演じながら病院で、医療の世界のみで生きているのではなく、家族の一員として家庭で、学校で、仕事場で、地域社会で、日常生活の中でそれぞれの役割を演じながら生きていることへの想像力が欠如しているものと思われる。

　「医療社会学」を否定しているのではなく、社会学は人びとの日常生活を注視した「健康社会学」にもっと目を向けるべきだといいたい。さらに言えば、社会学は、本来現象を説明するだけではなく、変革するところに大きな社会的な役割が存在しているからである。

4) 桝本妙子

桝本妙子は、「桝本妙子：健康社会学への誘い、世界思想社、2006.」の中で、次のような指摘をしている。

　「健康で長生きしたいというのは、誰もが願うことであろう。これまでの生

命の延長、つまり寿命を延ばすことを追求し成功してきたが、最近では生命の質、すなわちQOLが注目されている。すなわち、ただ長生きするだけではなく、より『自分らしく』、より『安寧に』生きたいと願うようになってきているのである。これらのことを考えると、健康とはどう捉えればよいのか、再考せざるをえない。」とした上で、「健康社会学は、健康をめぐる現代的課題に取り組むために社会学の理論と方法を応用しようとする分野である。」と規定している。また健康社会学を標榜する意図は、「保健医療従事者と社会学者双方が時代の変遷と要請に応じて積み重ねてきた研究」を検討する中で「1つは、健康の概念や本質を追求した研究はほとんど見当たらなかったこと、今1つは、人々の健康を総合的に把握した研究はほとんどみられなかったこと」にあるとしている。

　以上、山崎喜比古、進藤雄三、黒田浩一郎、そして桝本妙子の保健医療社会学に対する論考を見てきた。その結果、保健医療社会学の中心は「医療社会学」であるとする進藤雄三と黒田浩一郎等の構想、医療社会学を越えて「健康社会学」の必要性を強調する山崎喜比古と桝本妙子の構想が大きく異なることが明らかになった。

　日本の保健医療社会学研究者の多くは「医療社会学」に軸を置いている。しかしながら、山崎喜比古と桝本妙子等が「健康社会学」に軸を置き、その発展を願っていることは、我々にとっては、心強いし軌を一にするものである。近い将来、彼らと共に「健康社会学」の体系化を目指し、その地歩を築きたいと心から願っている。このような意味から

　本書「健康社会学〜理論体系モデル試論〜」は、そのコーナー・ストーンになり得ると思われる。

注・文献

＊島内憲夫・鈴木美奈子著：健康社会学講義ノート、14－15、2018.
①島内憲夫・鈴木美奈子：保健医療社会学の学説史に見られる健康社会学の萌芽－保健医療社会学の方法論的諸論点－、ヘルスプロモーション・リサーチ、Vol.3 No.5, 5-12, 2010
②山嵜喜比古、新藤雄三、黒田浩一郎、桝本妙子についての論評を追加する。

第III部

健康社会学の実践的課題
～生涯健康学習の構想～

はじめに

　生涯健康学習[1]は、人間の自由と幸福を獲得するための基礎的な過程である。いいかえれば、一度しかない人生を実り多いものにするための基礎的な必須要件なのである。

　人生とは「人がこの世に生きて行くということ」である。では、「生きて行く」とはどういうことなのであろう。ポール・ラングラン（Paul Lengrand）[2]は、生きて行くということは「人間にとって、万民にとって、常に挑戦の連続を意味するものだった」と述べている。老衰や疾病、親愛なる子供、生命の神秘や宇宙の謎、この世の生の意味、職業につき収入をえること、あらゆる戦争、宗教的あるいは政治的な活動、世代の連続を断ち切る戦争、さまざまな夢と現実の繰り返しが、生きて行くなかで起きてくる。

　こうした状況は「ライフコース」[3]すなわち「人生航路」の中で生じる。

　生涯健康学習は、このようなライフコースの中で人びとが自らの健康問題を発見し、考え、そして答えを出すというように、人びとの主体的な「健康問題の発見」と「健康問題の解決」という二つの課題の循環によって発展していかねばならない。また、人びとが自ら必要とする健康学習の課題を主体的に選択し、展開し得る能力と意欲を身につけ、その生涯の各時期に健康学習を適切に行うことができるように社会は、その機会をつくりださねば

ならない。いいかえれば、人びとの生涯にわたるさまざまな健康欲求を充足させるために、社会が健康学習の機会を拡充整備しなければならないのである。

1. 生涯健康学習の構想

(1) 健康の本来的な意味

　生涯健康学習は、いうまでもなく健康の学習である。しかし、この健康の捉え方いかんによっては、健康学習は不可能となる。「そこで、まず人びとの学習を可能とする健康の捉え方について、述べておきたい。

　パーソンズ（T.Parsons）[4]は、健康を「社会化されるにつれて担う役割と課業を効果的に遂行しうる能力の最適状態」と、ウー（R.Wu）は、健康を「幸福感」[5]あるいは「人間の能力を最大限に発揮させるもの」さらには「健全な人生観によって実証されるもの」と、捉えている。

　専門的に健康を定義することはともかく、一般の人びと、すなわち「素人の健康観」をみてみよう。[6]一般の人びと（素人）に「健康とは何か」と尋ねると、一般の人びとは健康を「病気でないこと」、「快食・快眠・快便」、「心身ともに健やかなこと」、「心も身体も人間関係もよいこと」、「幸福なこと」、「仕事ができること」等と答えてくる。

　これを整理すると、「病気でない状態」と「快食・快眠・快便」は、身体的（生理的）側面を重視したものであり、「心身ともに健やかなこと」と「幸福であること」は、精神的（心理的）側面を、「仕事ができること」「生きがいの条件（生きがいがあること）」「心も身体も人間関係もうまくいっていること」は、社会的側面を強調したものとみることができる。

　さらに、これをライフサイクルの視点からその変化の特徴を捉えると、**図Ⅲ-1-1**のように幼児期から少年期までは「身体的（生理的）健康観」が主流で、青年期には、それに「精神的（心理的）健康観」が加わり主流を成す。成人期には、「精神的（心理的）健康観」は横ばいとなるが、新たに「社会的健康観」が加わり、主流を成す。最後の更年期になると、「社会的健康観」

は低下し、「身体的（生理的）健康観」とりわけ、「精神的（心理的）健康観」が再び主流を成す。

　このように、一般の人びとは、その成長とともにWHOの主張する健康の考え方[7]「健康とは、身体的・精神的および社会的に完全に良好な状態であって、単に病気や虚弱でないだけではない。」に徐々に近づいていくのである。

　これは、人びとが長い人生の中で生じるさまざまな生活上の出来事（特に病気や死）を体験することによって、学習した結果から、そのような健康観をもつにいたるのであろう。逆に言えば、健康のもつ本来的な意味は、人生における生活体験を積み重ねない限り理解することができないということである。

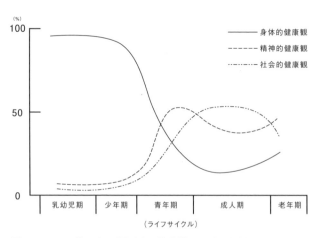

図Ⅲ-1-1：一般の人々（素人）の健康観のライフサイクル

（2）2つの疑問

　生涯健康学習の理想を語る時、最初に考えねばならないことは、「果たして人びとは健康学習の欲求があるのか」ということである。つぎに考えねばならないことは、仮にその欲求があるとして「健康を獲得するという目的をめざした人びとの主体的・自発的な学習活動が可能だろうか」ということで

ある。健康学習の欲求の存在の是非はともかく、主体的・自発的な学習活動の可能性については少し気がかりなところがある。なぜなら、「学習は本質的に自発的活動であるが、それはしばしば気まぐれで一貫」[8]性がないからである。しかし、学習を「人間が自然や社会に対し、生産や消費の生活をおくるために、一定の信念、態度、価値、知識、技能などを身につけるための不可欠なメカニズムである。[9]」と捉えれば、健康学習の可能性は現実性を帯びてくる。

(3) 生涯健康学習の理想型

　生涯学習の理想型[10]を①目的、②内容、③対象そして④方法に分けて述べてみよう。(表Ⅲ-1-1 生涯健康学習の理想型)

①**目的**：生涯健康学習の目的は「人びとが自らの健康をコントロールし、改善することによって、人間としての完全なる自由と幸福を獲得する」ところにある。特に、重要なことは、人間が自由そして幸福であるためには、それを可能とさせる資源としての健康がまず存在しなければならないということである。

②**内容**：生涯健康学習の内容は、「健康生活の能力形成」である。人間の発達の視点からみれば、乳幼児期は「基本的生活習慣」[11]、少年期は「遊び」[12]、青年期は「恋愛」[13]、成人期は「仕事」[14]、そして老年期は「生きがい」[15]に関わる能力形成が課題となるであろう。そのような能力形成は、結果的に人間の生涯の各期における「健康なライフスタイル」[16]をつくることになるのである。

③**対象**：生涯健康学習の対象は「生まれてから死ぬまでのすべての人間(幼児、少年、成人そして老人)」である。特に、「自由な学習者」としての人間である。

④**方法**：生涯健康学習の方法は、大きく分ければ「個人学習」、「グループ学習」、そして「ソーシャル・メディアやマス・コミュニケーション学習」に分けることができる。いずれにしても、重要なことは、家庭・学校・職場・地域社会そして保健医療施設での自己学習、各種講座・学級への参加や住民参加あるいは、テレビ・ラジオ・新聞・雑誌等のマス・コミュニケ―ション

やソーシャル・メディア、インターネット等を通して得られた健康学習に関わる諸体験の自己統合にある。なぜなら、学習は常に自己体験的でなければ無意味だからである。

要するに、人生体験を自覚的に受け止め、自らのものとする姿勢そのものの中に学習に対する方法的態度、すなわち「自己決定学習」の態度が内在しているのである。

表Ⅲ-1-1：生涯健康学習の理想型

目的	＊人々が、自らの健康をコントロールし、改善することによって、人間としての完全なる自由と幸福を獲得する。
内容	＊健康生活の能力形成 乳幼児期「基本的生活習慣」、少年期「遊び」、青年期「恋愛」、成人期「労働」、老年期「生きがい」
対象	＊生まれてから死ぬまで全ての人間（乳幼児、少年、青年、成人、老人）
方法	＊個人学習、グループ学習、マス・コミュニケーション学習、ソーシャル・メディア学習 ＊家族、学校、職場、地域社会での健康学習に関わる諸体験の自己結合、自己決定学習

（4）生涯健康学習のメカニズムの分析概念

今までの記述において、生涯健康学習の目的・内容・対象そして方法を明らかにすることができたが、ここでさらに生涯健康学習のメカニズムを分析するための基礎的な概念を提示しておこう。それは、①社会化(Socialization)、②コミュニケーション（Communication）、③適応（Adaptation）そして④発達（Development）の4つの概念である。以下、簡単にそれぞれの概念についての説明をしよう。

①社会化：社会化は、社会システムの生活様式の中に人びとを誘導することである。社会化の課題は、人びとを家族や学校や職場そして地域社会の諸目標に調和させることである。こうした意味合いからすれば、生涯健康学習は人びとを既存の社会システムの健康目標に調和させるという「健康」の社会化の機能を備えているのである。

②**コミュニケーション**：コミュニケーションは、人びとのあいだに精神的内容の共有化をもたらし、社会システムを組織化し維持する機能を有している。生涯健康学習における健康にかかわる知識・技術あるいは情報の交換は、社会システムの必須要件としてのコミュニケーションによって可能となり、また健康学習を可能とするヘルスプロモーション＆ヘルス・ケア・システムの組織化は、コミュニケーションの効果に依存しているのである。

③**適応**：適応は、生涯健康学習における学習者の健康のスキーマ（健康知識の構造）の同化と調節の働きとして捉えることができる。ここでいう同化とは、人びとが古いスキーマの中に新しい健康に関わる経験や情報を取り入れる働きであり、調節は同化によって古いスキーマ自体が変化し新しい健康のスキーマをつくる働きである。いずれにしても、人びとは自分なりに確かな健康知識形成への道を歩んでいるのである。

④**発達**：生涯健康学習は、人生上に起きる健康をめぐるさまざまな出来事や経験によって生じる健康行動の変容過程とみることができる。この変容過程を表現するには、発達の概念がもっとも適切である。この発達は、人びとの生涯にわたる諸過程に内在する発達的健康学習課題の有意味性を明らかにする概念なのである。さらに言えば、人びとが自らのエネルギーによって自覚的に健康学習を達成してゆくための「内在的能力」の存在を信頼する概念なのである。

　以上、それぞれの概念のもつ有意味性を明らかにしてきたが、ここで確認しておきたいことは、生涯健康学習のメカニズムは、社会化・コミュニケーション・適応そして発達という4つの概念の有機的連携によって明らかになるし、効果的な働きをするということである。また、これらの全ての概念に共通するものとしてコーピング（coping）のメカニズムが内在していることも見逃してはならない。なぜなら、生涯健康学習は生涯にわたって行われる健康獲得のための対処行動（Coping Behaviour）でもあるからである。

2. 生涯健康学習の機会

　ところで、生涯にわたる健康学習の機会は「あるのか、ないのか」それとも「つくるものか、あるいは運命的に決定されているものなのか」。これらの疑問に、答えねばならない。

　結論からいえば、生涯にわたる健康学習の機会は「ある」。だからこそ、その理想的な機会を「つくりださねばならない」のである。すなわち、人びとが自ら必要とする健康学習を主体的に選択し展開しうる能力を身につけ、生涯の各時期に必要な健康学習を適切に行うことができるように、社会は健康学習の機会をつくりださねばならないのである。なぜなら、社会的には日本国憲法第25条に「すべての国民は、健康で文化的な最低限度の生活を営む権利を有する。」と「健康権」が謳われており、第26条には「すべて国民は、法律の定めるところにより、その能力に応じて、ひとしく教育を受ける権利を有する。」と「教育権」が謳われているからである。また、個人的には人びとは生まれて死んでゆくプロセスの中で健康に関わる知識・態度そして行動様式を獲得（内面化）しているからである[19]。

　このことから、我々は生涯健康学習の機会が、個人的欲求と社会的要請によってつくられなければならないこと。そして生涯健康学習が、人間の発達と社会の発達の段階の程度に応じて、最適の時期に、最適の場所で、最適の方法で行わなければならないことの意味を理解することができるのである。

　次節からこの問題、すなわち生涯健康学習の課題・モデル・場そして方法について、構想を提示しよう。

表Ⅲ-1-2：生涯健康学習の課題・モデル・場・方法

人間の発達	健康学習の課題	健康学習のモデル	健康学習の場					健康学習の方法			
			*家庭	*学校	*職場	*地域社会	*施設保健医療	*個人学習	*集団学習	*ソーシャル・メディア学習マス・コミュニケーション学習	*自己体験の結合
乳幼児期 （0～6）	基本的生活習慣 身体的健康観 親を愛する	両親 （特に母親）	●	−	−	▲	○	●	○	△	▲
少年期 （6～12）	遊び 身体的健康観 友人を愛せる	友人 （特に同性）	○	●	−	▲	△	○	●	▲	△
青年期 （12～22）	恋愛 精神的健康観 異性を愛する アイデンティティの確立	異性	○	●	−	▲	△	●	○	●	▲
成人期 （22～60）	労働 社会的健康観 人間を愛する	他者 （同僚・配偶者・親・子）	○	−	●	△	▲	○	●	▲	△
老年期 （60～）	生きがい 精神的健康観 自己・人生を愛する	自己・人生	●	−	−	○	▲	●	○	△	▲

※健康学習の場・方法における重要性は、以下の記号によって表されている。
「重要性が高い ←●○▲△→ 重要性が低い」

3. 生涯健康学習の課題 －モデル・場・方法－

(1) 生涯健康学習のモデル

　生涯健康学習の課題、これは健康の成立要素、健康の形態、いいかえれば健康であることが、このような課題を可能としているということでもある。

①**乳幼児期**：乳幼児期の課題は「基本的生活習慣」である。この基本的生活習慣を獲得するための重要なモデルは、親とりわけ母親である。乳幼児にとってみれば、親をどう理解するか、特に母親をどう理解するかが鍵なのである。乳幼児は、母親の基本的生活習慣をどう自らのものとするかが、課題なのである。それ故、乳幼児の健康課題の中心は「身体的健康観」となる。

②**少年期**：少年期になると、学びの中心は「基本的生活習慣」から「遊び」に移行する。いわゆる「ごっこ遊び」に代表される友人との集団的活動を生活の中心に置くようになる。その結果、モデルは「親」から「友人」に変化してゆくのである。しかしながら、健康観は依然として「身体的健康観」が中心である。

③**青年期**：青年期には、少年期において友人との集団的な活動を通して広がりをみせてきた「遊び」から一転して、個人的な世界の中で自らの存在理由を問うたり、生き方の探求をしたり、あるいは異性にもあこがれるなど「アイデンティティ[20]」を確立するための作業が始まる。この時期に集団から個への目覚め、すなわち内省的自覚の中で発見される自分と相互的自己、他者とりわけ異性との関わりの中で自覚される自分に気づくのである。それゆえ、この時期の健康学習の課題の中心は「恋愛」となり、「モデル」は異性となるのである。すなわち、愛し愛される関係の中で自己確立をすることによって自らの生活を意義あるものにし、健康な日常生活を営むことができるようになるからである。健康観は「精神的健康観」となろう。

④**成人期**：成人期の健康学習の課題は、「社会的健康観」の表現形態としての「労働」である。この成人期の課題である「労働」は、じつは少年期にいかなる「遊び」を体験したのかということと密接な関係を持っている。なぜなら、少年期に遊びという集団的な活動を通して自分の存在を確認することのできた人は、職場においてもリーダーシップを発揮したり、相手を思いやったりすることによってうまく機能し、自らの仕事を通して社会的役割を果たすことができるからである。しかし、少年期に集団の中でうまく遊ぶことができなかった人は、職場という人間集団の中に身を置くことができず、疎

外感や生きがい喪失や同僚や上司に対する不信、ひいては職場に対する失望を抱くようになるのである。このように考えると、小年期の「遊び」は来るべき成人期の「労働」の模倣として捉えることが可能となる。事実、子どもの遊びの大半は、大人社会の縮図である。

　大人も大人なりの遊びをもってはいるが、大人にとっても大切な健康学習の課題は、基本的には「労働」すなわち仕事を通して社会的役割を発揮することである。その他、結婚の意味や親になることの意味、そして人間一般を理解することも大変重要である。その意味で、成人期の健康学習のモデルは、自分を中心とした上下左右に関係する重要な「他者」すなわち同僚、配偶者、親そして子等である。

　成人期は、また親になることを通して初めて過去に対しても目を向けるようになる時期である。なぜなら、今まで未来志向で展開されてきた「基本的生活習慣」「遊び」「恋愛」というものから、うって変わって現実志向の「労働」を体験することによって、社会の中核に位置することの自覚が生じ、また人生の折り返し点に差し掛かっているという年を自覚し、改めて今までの人生を振り返り、また現実の社会生活の意味を自覚できるからであろう。だからこそ、現実的な人生の深い考察は、この成人期から始まるのである。また始まらなければならないのである。そうすることによって、生涯健康学習の深化が始まるのである。

⑤**老年期**：老年期の健康学習の課題は「生きがい」である。そのモデルは、「自己」そして「人生そのもの」である。この時期に、大切なことは、青年期とは違った意味で「アイデンティティ」の再確立をすることである。いかに自己を受容するか。自らの人生をいかに前向きに受け止められるかにかかっている。なぜなら、目前に死が迫り、背後には充実した青年期や成人期が魅了しているからである。すなわち、人は定年退職や今まで果たしてきた家庭や地域社会でのさまざまな役割の喪失によって、第一線から退かなければならいという悲しい現実をいやが上にも受け入れなければならない。それだけでなく、今度は日常的に考えもしなかった死を気にせねばならないのである。

こうした状況の中で健康学習など不可能と思われるかも知れない。しかし、人生という長い旅の終わりにおいて、人生そのものを愛せなくなってしまっては、今まで生きてきたことは無意味になってしまう。ここまで生きてきたなら、十分ではないのか。もっと人生の早い時期に死の運命を受容した、否受容しなければならなかった人びとが多く存在するではないか。だからこそ、老人は今までの人生を意味づけるためにも「生きがい」を喪失してはならないのである。おおげさにいえば、「生きがい」をもつことは、人間としての義務とでも言えるかも知れない。

(2) 生涯健康学習の場

人びとは「家庭」から「地域社会」までの人びとのおかれた状況によって健康学習の場を自由に移動することが可能である。

①乳幼児期の健康学習の場は、「家庭」が中心である。その他、乳幼児は市町村の保健センター、保健所、診療所そして病院等の保健医療施設あるいは地域社会での健康に関連した母親の活動の中に身を置くことによって間接的ではあるが、基礎的な健康学習をしている。

②少年期になると「家庭」はもちろんであるが、「学校」が大変重要な健康学習の場となってくる。それ故、教師の児童に対する責任は大きい。その他、診療所や病院等の保健医療施設も重要である。なぜなら、彼らの病気やケガの治療がその場で行われているからである。乳幼児期がその場に間接的に関わったのに対し、少年期は、その場に直接的に関わることができる。なぜなら、彼らは自らの病気やケガを自覚することができ、診療所や病院の様子をある程度理解することができるからである。

③青年期になると、「家庭」は依然として重要であるが、「学校」が中心にならざるを得ない。なぜなら、学校（中学・高校・大学）での友人ネットワークの質と量が、彼らの健康に関連した知識や態度そして行動を左右しているからである。

④成人期になると「職場」が中心となり、「家庭」「保健医療施設」「地域社会」

といったように今までとは違った大きな広がりを見せてくる。その中で「学校」は、希薄にならざるを得ない。しかし、中高年が再び「学校」へもどって勉強をするということを可能とするリカレント教育の普及によって、「学校」はますます重要な場となる可能性もある。

⑤**老年期**は、「学校」や「職場」とは無関係となり、ふたたび乳幼児期のように「家庭」が中心となり、「保健医療施設」や「地域社会」での健康学習の機会が多くなる。と同時に、自分自身の中に健康を教える教師が存在することを自覚する必要がある。

(3) 生涯健康学習の方法

生涯健康学習の方法には、①**個人学習**、②**集団学習**、③**マス・コミュニケーション学習**、④**ソーシャル・メディア学習**がある。

乳幼児期から老年期まで、いったいどのような方法によって人びとは健康学習を展開しているのであろうか。ここで、つぎのような仮説を提示し、各時期の健康学習の方法を探ってみよう。

それは、「乳幼児期は生涯学習の基礎を成しており、他のすべての時期と連関している。また、『少年期と成人期』、『青年期と老年期』はそれぞれ内的に相互連関している」という仮説である。

この仮説からすると、乳幼児期はすべての基礎であるが、特に母親との関係を核とした個人学習が中心とならざるを得ない。しかし、仲間集団やテレビ・ラジオ等のマス・コミュニケーションそしてソーシャル・メディア等を通しての模倣も見逃してはならない。なぜなら、乳幼児のみでなく母親自身がそれらの影響を受けているので、間接的ではあるが、個人学習以外の集団学習やマス・コミュニケーションそしてソーシャル・メディアを利用した学習もしているからである。

少年期から老年期まで、これら4つの方法は、全て使われているが、ここで仮説に基づき『少年期と成人期』では集団学習、「青年期と老年期」では個人学習が有効であるという指摘にとどめておく。

4. 生涯健康学習の支援者と社会的ネットワークづくり

(1) 支援者の構造 －愛のトライアングル－

　生涯健康学習の支援者の構造－愛のトライアングル－について考えてみると、つぎのような3つの方向からの支援者の存在が浮かび上がってくる。

　1つは「内からの支援者」、2つは「外からの支援者」そして3つは「間からの支援者」である。(図Ⅲ-1-2)

　まず、「内からの支援者」であるが、この中核は「自分」そして「家族」である。「自分」をあげたのは、いうまでもなく自らが自らを支援する（セルフ・ヘルプ）ということが生じない限り、健康学習は不可能であるからである。いいかえれば、母親が、友人が、先生が、保健医療の専門家が、いくら応援し、教えたとしても健康学習の主体としての「自分」がやる気を起こさない限り不可能だからである。

　「家族」は、「自分」にとっては、外からの支援者といってもよいのであるが、日常生活の共同から生じる「内」意識の共有という点で「内からの支援者」として位置づけた。

　つぎに、「外からの支援者」であるが、外からという点では「間からの支援者」として位置づけた「地域の人びと・友人・同僚」等も考えられるのであるが、ここではあえてここには「保健医療従事者」だけを位置づけた。

　その理由は、健康に関わる知識・技能の量と質を表す線上の両局に一般の人〈素人〉（内）―専門家（外）を位置づけたからである。すなわち、一方の極に一般の人〈素人〉としての「自分と家族」があり、他方の極に専門家としての「保健医療従事者」があるということを想定したからである。

　最後に、「間からの支援者」（ボランティア）であるが、先述した通り「地域の人びと・友人・同僚」等である。じつは、これからの生涯健康学習の支援者の中で、特に重要な支援者はこの「間からの支援者」なのである。それ故、我々はこの「間からの支援者」を中核とした生涯健康学習のための「社会的ネットワークづくり」について考察しなければならない。

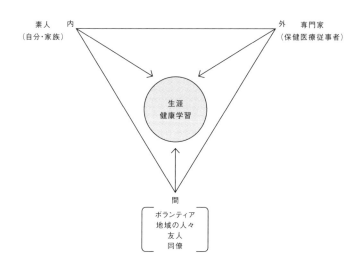

素人　内
（自分・家族）

外　専門家
（保健医療従事者）

生涯
健康学習

間

ボランティア
地域の人々
友人
同僚

図Ⅲ-1-2：生涯健康学習の支援者の構造 -愛のトライアングル-

（2）社会的ネットワークづくり[21]

　社会的ネットワークづくりは、家族・親戚という血縁関係で結ばれた人間関係を基礎としつつ、それを越えたコミュニティでの健康学習を醸成するための「心の触れ合う付き合いの場[22]」づくりである。この社会的ネットワークづくりには、不思議な鍵（コミュニティの連帯）が必要不可欠である。この鍵は、コミュニティの人びとの「心の窓」を開いてくれるものであり、言い換えれば、コミュニティの人びととの生命と健康を維持・発展させてゆくためのエネルギーを与えてくれる「心の泉」である。

　この社会的ネットワークづくりには、「求心的方向」と「遠心的方向」の2つに分かれる。前者は、身近な人びとによるface to faceの関係をベースとしたネットワーキングであり、後者はコミュニティを越えた人びとによる情報交換をベースとしたネットワーキングである。

　ここで、我々は1つの確認をしなければならい。生涯健康学習は、基本的には自らの主体性なくしては不可能であるが、人間が関係的存在である限り、

周りの人びとからの熱い「まなざし」や「呼びかけ」を無視しては成立し得ないということである。要するに、社会的ネットワークづくりのないところに生涯健康学習は存在しないということである。[23]

(3) リーダーシップの機能

さらに、この社会的ネットワークづくりには、リーダーシップの機能が密接に関連している。ここで、健康に関わるリーダーシップの機能について、若干考察しておこう。

リーダーシップとは、ある意味一定の集団の中に所属する人びとが集団決定によって得られた望ましいと思う目標に達成に向かって、互いに協力するように、人びとの気持ちを動かす行為である。リーダーシップには「集団の維持機能」と「集団の目標達成機能」という2つの機能が働いている。[24]リーダーシップは、この2つの機能の達成基盤を集団成員の自発的協力に求めている。健康に関わるリーダーシップは、人びとの「健康状態の改善」という目標達成機能とお互いの健康を思いやることによって、人びとの間に温かな「心の共有」を起こし、集団を安定させる集団維持機能がある。まず、この機能の存在を知ることが、生涯健康学習を人びとのものとするための基礎となるのである。

5. 生涯健康学習の成果

生涯健康学習は、健康生活の能力、すなわち「基本的生活習慣」「遊び」「恋愛」「労働」そして「生きがい」という諸能力を向上させることによって、健康なライフスタイルの形成を可能とすることができる。言い換えれば、WHOの主張するヘルスプロモーション、すなわち「人びとが自らの健康とその決定要因をコントロールし、改善することができるようにするプロセス」[25]を可能とする中心的な方法である。そうすることによって、ヘルスプロモーションの目標である「すべての人びとがあらゆる生活舞台──労働、学習、余

暇そして愛の場—で健康を享受することのできる公正な社会の創造」は可能
となろう。

おわりに

　以上、生涯健康学習という新しいパラダイムを求めて、試論的な構想を述
べてきた。

　本稿を終えるにあたり、もう一度原点に立ち返って「生涯健康学習」の底
流を成す基本的な姿勢について確認しておきたい。

　生涯健康学習は「人間の自由と幸福を獲得するための基礎的な過程であ
る。」と「はじめに」で述べた。見方を変えれば、生涯健康学習は「健康に
関する多くの知識・技術を持たない弱々しい一般の人びと〈素人〉の生涯に
わたる『学び』の過程」と見ることもできる。なぜ、このような表現をする
のかと不思議に思われるかも知れない。しかし、つぎの筆者の「思い」を知
ることによって、この意味を理解することが可能となろう。

　生涯にわたって健康を学習するのは、もちろん一般の人びと、すなわち素
人である。一般の人びと〈素人〉は、健康に関する知識・技術という点では
専門家よりも劣っている。その上、たとえその知識・技術に関する発想を思
いついたとしても、それを第三者に客観的に伝えることができない。それ故、
ややもすると、健康に関する知識・技術を個人レベルのものとし、社会レベ
ルにまで発展させていくことができないのである。しかし都合のよいことに、
一般の人びと〈素人〉は、「弱々しさ」という価値を備えている。この「弱
々しさ」こそが、人びと〈素人〉がお互いに協力し合わなければ健康を獲得
することができないことを気づかせてくれるのである。

　この気づく過程の中に、筆者は「人を愛するエネルギー」を、「愛を発見
する過程」を、「愛を大切にする過程」を見出したい。なぜなら、ソローキ
ン（Sorokin, P. A.）が述べているように「他の人から愛されたり他の人を愛
することは、他の何ものにも勝るとも劣らないほど、生命力の重要な一要素
である」からである。

筆者は、「愛とは、愛する人と共に『今』を生きていることの喜びを共感し、未来を力強く生きていくための主体的な行為である。愛は、共に『いる・ある』ことの価値とマナーを自覚させてくれる。」と考えている。

　多くの疑問は残されているが、生涯健康学習における「愛」の力の可能性を銘記しつつ「生涯健康学習の構想」に一応の終止符を打ちたい。

注・文献

1）「生涯健康教育」ではなく、「生涯健康学習」という概念を採用したのは、つぎのような諸先達の「生涯教育」と「生涯学習」という概念をめぐって展開された諸論点の比較検討の結果による。以下に、参考とした諸論点を列記しておく。

①新しい概念－生涯教育－に関する論点

ⅰ）麻生誠氏は、生涯教育の基本的な考え方について、つぎのように論じている。ユネスコの成人教育関係者たち、なかでもユーゴスラビアからきたデレオン（Deleon, A.）、フランスからきたラングラン（Lengrand, P.）が中心となって協議を重ねた末、1965年に、ユネスコの「成人教育推進国際委員会」において発表したのが、生涯教育理念の第一声であった。当委員会はこのラングランの提案を討議の末、ユネスコ事務局に対してつぎのような勧告を行った。「ユネスコは、誕生から死に至るまで、人間の一生を通して行われる教育の過程—それゆえ全体として統合的であることが必要な教育の過程—をつくりあげ活動させる原理として生涯教育という構想を承認すべきである。そのため人の一生という時系列にそった垂直的次元と個人および社会の生活全体にわたる水平的次元の双方について必要な統合を達成すべきである（波多野寛治）。
1967年のユネスコ総会は、今後の教育の基本原理として生涯教育を採択した。生涯教育の原理を取り上げ始めた頃、「統合された（integrated）」という語をつけ加えて "Lifelong integrated education" という表現がよく用いられた。
〈麻生誠：生涯教育論、P.12-13、放送大学教育振興会、1985年 .〉

ⅱ）この「統合」という点について、宮原誠一は、つぎのように述べている。
それは、こういうことだ。話はたんに学校教育をおえたあとも継続的にということではなくて、生まれてから死ぬまでの一生の教育を一環としたものとして総合的に計画化していく。時間の系列をおって、つまりタテに統合すると同時に、一生のそれぞれの時期で個人と社会全体とをむすびあわせて、つまりヨコに統合する。だから、家庭教育・学校教育・社会教育といった区切りをとりはからって、人間一生の教育を全体としてタテヨコにむすびあわされた、つりあいのとれたものにしていく。そういう方向で教育計画がたてられなければならない。
〈宮原誠一：序章　生涯学習とは何か、宮原誠一編：生涯学習、p.5、東洋経済新報社、1974.〉

ⅲ）また森隆夫は、生涯教育の理念と特徴について、つぎのように論じている。
生涯教育というのは、日本国憲法第26条で保障されている教育を受ける権利を生涯にわたって保障

すること、つまり教育権の生涯保障である。もし教育を受ける権利ということばにこだわる人がいるなら、教育を受ける機会を生涯にわたり個人の必要に応じ保証していく制度を、組織化していくための指導的理念が生涯教育である。

特徴：①すべての人に開かれていること、②上から課せられたものではなく、獲得されたものであること、③学習にあたって、個人が受動的役割よりも能動的役割を果たすものであること、④永続的なものであり、大人の生活のための準備段階的なものではないこと、⑤個人とコミュニティの2つの場面において、人間的条件の改善のための不可欠な要素であること（ユネスコ第3回世界成人教育会議、1972年、東京）。

〈森隆夫：生涯教育、P.26-28、日本経済新聞社、1973年〉

②「生涯教育か生涯学習」についての論点

ⅰ）麻生誠：生涯教育という言葉が生涯にわたっての教育による人生管理というニュアンスをもっているから、生涯学習という言葉に変更した方が良いという声がよく聞かれる。だが、生涯教育より生涯学習の語を用いるべきものであるという主張は必ずしも適切ではない。というのは、教育と学習とは区別して考えられるべきものだからである。学習は、「経験による行動の変容」であり、それは当人が意識していなくても、さらに変容が必ずしも進歩ではなくても、とにかく一定の経験をする前と、した後とで行動のしかたにもある持続的な変化が生ずれば学習なのである。「学習は、人間が自然や社会に適応し、生産や消費の生活をおくるために一定の信念、態度、価値、知識、技能などを身につけるための不可欠なメカニズムである。」このように、学習は本質的に自発的活動であるが、それはしばしば気まぐれで一貫せず、またせまい範囲に限定されがちで利己主義的性格をおびている。このような学習では、生涯教育の目標は達成できない。そこで、学習の教育的価値による指導としての教育が登場するのである。教育はまさしく学習の指導であり指導された学習なのである。この意味で生涯教育は、生涯学習ではなく生涯教育であらねばならないのである。もちろん、この場合の生涯教育には自己教育もふくまれる。いや自己教育が中心となるのである。

〈麻生誠：生涯教育論、P.12-13、放送大学教育振興会、1985年．〉

ⅱ）森隆夫：最近、生涯教育ではなく生涯学習というべき主張がみられる。学校教育と社会教育（とくに成人教育）との間にみられる教育方法上の違いは社会教育の場合は、学校教育に比べて自己教育、相互教育の方法が多く取り入れられている点にあるといえる。だから、「社会教育の精神で学校教育を改革する」と一部で主張されているのは、成人教育における自己教育、相互教育の方法を学校教育にとり入れることによって、学校教育の体質を改善することを意図しているのである。自己教育、相互教育といった社会教育の精神による学校教育の体質改善の考えは、生涯教育という用語にも影響を及ぼし、生涯教育ではなく生涯学習と呼ぶべきだという意見が、かなり広く見られるようになっている。たとえば、「教育の出発点と帰着点は、あくまでも個人の自主的・主体的な学習であり、自己発達であるという考え方が基礎になっているのだから、その意味で生涯学習と呼ぶ方ほうがよい」というのだが、この見解には次の2点で組みできない。

第一に、たしかに教育の出発点も帰宅点も個人の学習の中心であるが、それなら、なぜ生涯教育だけを生涯学習といわねばならないのだろうか。学校教育、家庭教育、社会教育等あらゆる教育を学習ということばで置きかえるというのなら理解されるが、生涯教育だけを生涯学習という根拠は乏しい。

第二に、第一の理由と関係するのだが、およそ教育というものが、学習を基礎として学習理論に支えられて教育理論が発達してきている。

教育研究の歴史で、「教えるもの」から「教えられるもの＝学習」の方へ研究視点が移ったのは、デューイ（アメリカの教育学者）によってであり、デューイはこれを教育研究における「コペルニクス的転回」といっている。教師中心の教育から、児童中心の教育へというコペルニクス的転回が、本格的わが国で行われたのは戦後であるといってよい。戦後の教育理論の特徴は、学習理論の発達によって支えられているといってよい。この点を理解している教育関係者には、生涯教育でも生涯学習でもどちらでもよいのである。ただし、このような教育認識のない素人の場合は別であって、生涯教育というより生涯学習といった方が、「上から」の教育の組織化とか教育の生涯コントロールといった感じを、学習という自律的・主体的な語感で緩和する作用があるというなら理解される。だが、そういった政策的意図がない限り生涯教育も、生涯学習も教育的には同じことをいっているに過ぎない。
〈森隆夫：生涯教育、P.55-57、日本経済新聞社、1973 年〉

ⅲ）宮原誠一：生涯教育ないし生涯学習という言葉そのものにこだわることは意味がない。
　　〈宮原誠一：序章　生涯学習とは何か、宮原誠一編：生涯学習、p8、東洋経済新報社、1974.〉

ⅳ）しかし、筆者は、あえて「生涯教育ないし生涯学習という言葉そのものに」こだわり、学習者の論
　　理を重んじる「生涯学習」がベターだと考える。

③「生涯学習」を勇気づけるための論点
市川正昭のつぎの指摘が、とりわけ「生涯学習」の可能性と現実性を裏付けるものである。
人間にとって生涯学習が望ましいことは、永遠に変わらない真理であり、学習社会の実現はだれしも否定できない人間の理想であるに違いない。
〈市川正昭・天野郁夫編：生涯学習時代、P.24、有斐閣、1982.〉

④「生涯学習」を意味づける理論的根拠に関する論点
エットレー・ジェルピは、「進歩的な生涯教育を構成する三つの要素は、自己決定学習であり、個人の動機に応えるものであり、新しい生活の方法のなかで発展する学習システムである。」と述べている。
エットレー・ジェルピ（前平泰志訳）：生涯教育－抑圧と開放の弁証法－、東京創元社、P.20、1986.

⑤ 生涯学習のシステム化のための条件に関する論点
学習者から自ら定めた課題を解決するためには、主体的に学習し、成長し続けられるようにするためには、場所的・時間的に多様な選択が可能となる学習機会が提供されるとともに、費用の負担方式も多様化されている必要がある。こうした条件を持ったシステムをつくる上で行政は、学習者のニーズを正確につかみ、これと社会全体の効率性、公共性、社会性等を勘案するなどの調整を進めていかなくてはならない。例えば、生涯学習では、誰でも、いつでも、どこでも学習が可能となる社会の機構をめざしているが、学習には適時性と累積性といった問題があり、これを学習者のニーズとともに重視する必要がある。
〈経済企画庁国民生活局編：長寿社会の構図 －人生 80 年代の経済システム構築の方向－、P.96、大蔵省、1981.〉

2）ポール・ラングラン（波多野完治訳）：生涯教育入門、第一部、P.15、財団法人全日本社会教育連合会、1984.
3）ライフコースとは、「年齢別に分化した役割と出来事を経て個人が，P.232.1077. 辿る道」である。〈Glen H.Jr, Elder : Family History and the Life Course, Journal of Family History〉

注・文献

4) Tallcott, Parsons: Definitions of Health and Illness in the Light of American Values and Social Structure, E.Cartly , Jaco., ed., Patients , Physicians and Illness, P.117, (The Fress Press) 1972.

5) Ruth Wu:Behaviour and Illenss (Prentice-Hall Inc) 1973.

6) 島内憲夫：家族の健康管理、望月崇・本村汎共編：現代家族の福祉、P.212-21、倍風館、1986.

7) WHO: The First Ten Years of the World's Health Organization, P.459, WHO Geneva, 1958.

8) 麻生誠：生涯教育論、P.19、放送大学教育振興会、1985.

9) 麻生誠：前掲書 8) P.18-19.
   麻生誠は、「生涯学習」よりも「生涯教育」の重要性を強調しているが、筆者はあえて麻生の学習に対する考え方を筆者の論理に役立てた。ここで筆者が麻生の考え方にもとづく引用でないことを付言しておく。

10) 生涯健康学習の理想型は、森隆夫の「生涯教育の理想型」よりヒントを得、作成したものである。森は生涯教育の目的・内容・対象そして方法についてつぎのように述べている。
   生涯教育の理想型の目的は、自己の可能性を自ら伸長することのできる人間、自己学習、自己啓発のできる人間の養成である。内容は、職業教育と一般教育の統一、職業訓練と自己思想の表現力を統合したものであり、対象は、もちろんしあわせな生命の始まりから、豊かな老後までの人間、つまり全国民である。方法は、教育と生活の統合、教育と労働の統合、学校教育とそれ以外の教育機関および教育以外のさまざまな企業、行政機関等との統合・協調という形で進められるべきであろう。このようにしてはじめて、教育を受ける権利が名実ともに生涯にわたり保障されることになる。
   〈森隆夫：生涯教育−現代"学問のすすめ"−、P.45 日本経済新聞社、1976.〉

11) 基本的生活習慣：山下俊郎は、子どもの生活の正しい方向への調整という視点から、この時期の生活習慣として、ぜひ身につけておくべき基本的なものは「食事」「排便」「睡眠」「着脱衣」「清潔」の 5 つであるといっている。
   〈山下俊郎：幼児の生活習慣、フレーベル館、1970.〉

12) 遊び：実利（まじめ）と遊びの未分化な子どもにとって、遊びは同時に学習・労働であり、自我の形成（社会化）に重要な役割を果たす。
   〈濱島朗・竹内郁郎・石川晃弘編：社会学小辞典、P.3、有斐閣、1978.〉

13) 恋愛：青年期の「恋愛」については、ルソーの『エミール』からのヒントが大きい。この点について、吉澤昇・為本六花治・堀尾輝久等が、『ルソー エミール入門』（P.22、有斐閣、1978.）の中で、つぎのように解説しているので、それを参考されたい。
   「第二の人生」と「危機の時代」に、人は性に目覚め、「人間はひとりでは生きるようにはつくられていないこと」を感じ、「人間的な愛情」が芽生えはじめる。この時「あらわれはじめた感受性を利用して年若い青年の心に人間愛の最初の種子をうえつけることだ。これは、一生のあいだでこの時期にこそそういう心づかいがほんとうに実を結ぶことのできる唯一の時期であるだけに、なおさら貴重な利点がある。（中 24）。そして、「精神的・道徳的存在としての自分が感じられるようになる」この時期に「人間との関連において自分を研究しなければならない」（中 11）。
   〈ルソー著：(今野一雄訳)：エミール（中）P.11、24、岩波書店、1963.〉

14) 労働：労働者が健康であるためには、彼らが「仕事の楽しみ」をいかに学ぶかが、鍵であるように思われる。なぜなら、「余暇」あるいは「遊び」は、たとえ無益なことであっても好きなことだから「楽しい」のであるが、「仕事」となると「為さねばならないこと」なので、「仕事」それ自体は、「楽しくない」無意味なものとなり、結果として得られる「業績」や「給料」にのみ目を奪われてしまうからである。
   〈M. チクセントミハイ（今村浩明訳）：楽しみの社会学−不安と倦怠を越えて−、思索社、1979.〉

15) 生きがい：見田宗介は、「〈生きがい〉とはその字のごとく…生きること、そのもの『かい』＝意味・価値である」とし、その「生きがい」には、4つの基礎的な条件があるとしている。その条件とは「①極度の貧しさからの解放、②未来をもつこと−未来とのかかわりのなかで現在の生が意味づけられること、③具体的な人間関係−人びととのつながりのなかで自分の生が意味づけられること、④仕事をもつこと−『つながり』と『未来』の媒体」の4つである。
〈見田宗介：現代の生きがい−変わる日本人の人生観−、P.2-126、日本経済新聞社、1961.〉
このように考えると老年期には、『つながり』と『未来』の媒体としての「仕事をもつこと」ができなくなるだけでなく、それに変わる何かを発見することが、「生きがい」づくりの鍵であるように思われる。それは老人一人ひとりの主体性と周りの人びとのそれを支援する態度と行動傾向にかかっている。

16) ライフスタイル：個人のライフスタイルは、社会化のプロセスを通して、形成される。それは、両親、兄弟、ピア・グループそして友人等の社会的相互作用を通して、あるいは学校やマス・メディア等の影響を通して学習されたものである。このライフスタイルのあり方いかんが、健康にとってプラスにも、マイナスにも影響することが脳血管疾患、心疾患、ガン等のいわゆる成人病の原因研究によって明らかになってきた。その結果、ライフスタイルの変化を通して健康を改善しようという動きが最近現れてきた。しかしながら、健康に関する完全な理想状態がないと同様に「"すべての人々に最適なライフスタイル"というのはありえない」ことを認識することが大切である。この認識は、われわれが画一的なライフスタイルの形成をめざすことの危険性とともに「健康至上主義」に陥ることを防ぐためにも不可欠である。〈Don Nutbeam: Health Promotion Glossary, Health Promotion Vol.1No.1, 115 -116, 1987. 〉

17) 島内憲夫「保健社会学の理論構成」若狹衛・小山修・島内憲夫編著『保健社会学 −理論と現実−』34-37 ページ、垣内出版、1983.

18) 久原惠子「知識の獲得過程」波多野誼余夫編『自己学習能力を育てる −学校の新しい役割−』104 ページ、東京大学出版会、1980.

19) この考え方は、筆者の主張する「保健的社会化」の概念から生じている。保健的社会化とは、「人間が、当該社会における保健知識、保健態度、保健行動の様式を獲得（内面化）してゆく過程である。」〈島内憲夫、『前掲書』17, 19-23 ページ〉

20) E.H. エリクソン（小此木啓吾訳編）『自我同一性 −アイデンティティとライフサイクル−』誠信書房、1984.

21) ①森岡清志は、社会的「ネットワークは、自己が他者ととり結ぶ関係性の総体であると規定している。〈森岡清志「社会的ネットワーク論−関係性の構造化と対自化−」社会学評論 30 巻第 1 号、19 ページ、1073、〉
②「ネットワーキング」についての理解を深めるためには、J. リップナック、J. スタンプス（日本語版監修正村宏、社会開発統計研究所訳）『ネットワーキング』プレジデント社、1984 が大変参考になる。

22) 大森禰「現代に蘇るコミュニティ」奥田道大・大森禰・越智昇・金子勇・梶田孝道著『コミュニティの社会設計−新しい《まちづくり》の思想−』24 ページ、有斐閣、1982.

23) 心身を養う健康法とは、従来単に叫ばれ、評価されていた、レジャー施設でも体育施設でもない。庶民のすべてが積極的に参加できるボランティア活動（奉仕活動）に「生きがい」を感じる教養を培うことであり、またその基本となる「思いやり」の精神を重視する社会的風潮を助成することにある。〈多田井吉之助『健康法のすべて−その真髄をさぐる−』講談社、43 ページ、1975.〉

24) 三隅二不二『新しいリーダーシップ−集団指導の行動科学−』ダイヤモンド社、1966.

注・文献

25）Ottawa Charter for Health Promotion, 1986.

26）今道友信氏は、「愛」には「①エロス・合一への愛の欲求、②ピリア・友情としての愛、③アガペー・万民に及ぼす愛が存在する」としている。〈今道友信『愛について』講談社、1972.〉いずれの愛であれ、フロムが言っているように「愛とは愛するものの生命と成長に積極的に関係することなのである。」〈エーリッヒ・フロム（懸田克躬訳『愛するということ』35ページ、紀伊国屋書店、1979.〉

27）P.A. ソローキン（細川幹夫他訳『若い愛・成熟した愛』108ページ、学校法人広池学園出版部、1985.）
また、ソローキンは「愛は個人の心や有機体を治すばかりでなく再生させるし、個人の生命や精神の幸福ならびに道徳的、社会的な幸福や成長の決定的な要素であることは明らかである」、「最後に、愛は人間生活の最高の価値の総合力に、すなわち、真理、美、自由、善、幸福な力に重要な推進力を供給するのである」と愛のエネルギーの可能性について述べている。〈P.A. ソローキン（細川幹夫他訳『若い愛・成熟した愛』108ページ、学校法人広池学園出版部、1985.）118、135ページ、1985.〉

〈付記〉
「第Ⅲ部　健康社会学の実践的試み〜生涯健康学習の構想〜」は、「島内憲夫：生涯健康学習の構想、島内憲夫編著「健康」ライフワーク論〜生涯健康学習のすすめ〜、9-31、垣内出版、1989.」より転載。

あとがき
〜新型コロナウイルス感染（COVID-19）流行下で想う事〜

　本書を脱稿した後、2019年の11月末に発生した新型コロナウイルス感染（以下COVID-19と記す）が世界に広がり、収束する気配が見られないまま、今日に至っている。当初、COVID-19について触れるつもりはなかったが、「COVID-19（新型コロナウイルス感染）蔓延化で想うこと」について、私の学問的視点から私見を述べてみたい。私の学問的視点は、健康社会学的視点である。

　健康社会学とは、人々の健康を支えている現実を人生、愛、夢そして生活の場である街、地域社会、職場、学校、家族、保健医療施設等との関係において理解した上で、その健康を創造する知識と技術（ヘルスプロモーション）を社会学的視点から明らかにしていく科学である。（島内憲夫・鈴木美奈子：健康社会学講義ノート、垣内出版、2005）

　健康社会学の学的体系は、図Ⅰ-2-1「健康社会学の理論体系モデル」(P98)に示したように、感性的人間論から理性的人間論へのひとつの道程とでもいえるものである。すなわち、健康社会学の出発点は感性的な人間理解から始まる。その人間を健康の要素と病気の要素との矛盾的統一体としてとらえ、健康概念の確定を試み、その概念を日常世界、すなわち生活概念の中に位置づける、さらに、健康と病気をめぐる多様な人間行動を包括的に表現するものとして「健康行動」なる概念を導き、その健康行動の広範な側面における全体的な形成・変容を表している「健康の社会化」＊なる概念を構築する。そして、この健康の社会化の中心的な担い手として「健康的小集団」（家族・学校・職場・病院・地域社会）なる概念を操作的に位置づけ、その小集団を生みだす「場」の表出を試みる。

　このような「健康的小集団」を媒介とした健康の社会化の過程で形成・変容される標準化された健康行動の様式は、必然的にその周囲に社会の基本的

欲求である健康欲求をみたすためのある種の共通の価値と規範のセット（健康価値・規範）や共通の手続き（ヘルス・ケア～増進・予防・治療・リハビリテーション～とそれらを包含するヘルスプロモーション）、そして社会関係の組織化（一般市民・専門家・行政官の織りなす動きや仕組み）された体系としての健康社会制度を構成する。この健康社会制度は、健康社会学的分析対象の出発点であると同時に基礎概念の到達点でもある。この両面価値を有する健康社会制度の存在を重要な「鏡」としながら、生と死の境界線上の状況分析を ①人間、②健康、③健康行動、④健康の社会化、⑤健康的小集団という5つのキー概念を用いて、最も現実的なものであり、慣れ親しんでいる日常生活の世界である地域社会、病院、職場、学校、家族、個人を分析対象として、その対象にシステム・アプローチを試み、地域社会から個人の世界に下降し段階的に解明していかなければならない。

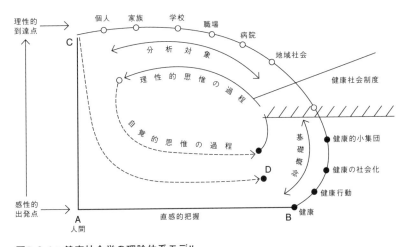

図I-2-1：健康社会学の理論体系モデル
この理性的思惟の過程の裏側には人間の自覚的思惟の過程が常に存在しなければならない。
健康が端緒として現出するための根拠として人間性への復帰の過程が必要不可欠である。

　私の主張する健康社会学的視点からCOVID-19の流行について論じるとなると先述したように「個人の健康の問題から健康社会制度まで」広範囲に及

ぶ。そこで、本稿では、特に個人の健康・健康行動・健康の社会化を意識した健康な社会システムづくりに限定して論じることにした。

　COVID-19蔓延化の中、元外交官で交易財団法人フォーリン・プレスセンター理事長の赤坂清隆氏が、次のようなメールを私に送ってきた。
「将来の歴史家は、現代を『コロナ危機以前』と『コロナ危機以降』に分けるかもしれない、と言われるようになりました。それほどコロナ危機は時代を画する歴史的な重要性を持つ大災厄となりつつあります。…コロナ危機を経て、世界はどう変わるのでしょうか、そして、日本はどのような対応を迫られるのでしょうか。コロナ危機が、単に医療保健分野だけにとどまらず、人々の働き方、市場の運営、物の考え方、新しい技術への適応、ひいては、文明に関する基本的な考え方に至るまで、幅広い影響を及ぼすとみられるだけに、これからやって来る長期的で大きな変化は、我々の想像をはるかに超えるものとなるかもしれません。」（赤坂清隆：2020年6月13日）
「このコロナは、わが国でも感染が高止まりの状態を続けており、どうも終息までには予想していた以上の月日がかかるような趣です。ワクチンや治療薬の開発状況も今一つはっきりせず、私たちは今後中長期的にこのウイルスと『共存』せざるを得ないだろうと予測する見方が強まっています。そのような『コロナとの共存』のためには、どのような心構えが必要なのでしょうか？『ウイルスを撲滅する』という考え方から脱却し、『ウイルスと長期的に付き合う』という考えが必要だとする意見もあります。私たちのコロナウイルスに対する基本的な知識や理解力（リテラシー）を向上する必要性も指摘されています。」（赤坂清隆：2020年8月19日）
　100年に1度の感染症、新型コロナウイルス感染（以下COVID-19と記す）が世界に猛威をふるった。日本でも多くの人々が無くなり（死者：14,137人）、感染者は776,139人となった。（2021年6月14日現在NHK）
　私は想う。歴史は繰り返す。およそ半世紀前、感染症を克服し、生活習慣病時代を迎え、健康は創ることができる時代、「ヘルスプロモーション時代」

の到来かと思っていたが、COVID-19の登場で、感染症は再び蘇ってきた。

　このような状況の中、私の旧友のイローナ・キックブッシュ博士（WHOシニア・アドバイザー、順天堂大学国際教養学部客員教授）のCOVID-19についてのコメント「感染症対策・発想の転換を」（2020年7月16日の朝日新聞朝刊：国際面）が掲載された。彼女は、そのコメントの最後に「新型コロナはその発想を大きく変えました。グローバルヘルスは先進国にも発展途上国にも等しい課題となったのです。先進国はこの経験に学び、（援助を与える）ドナー国としてでなく、責任ある当時国としての意識を持つように求めたい」と述べていました。要するに、先進国は「援助する」のでなく、発展途上国と「一緒に築いていく」ことが、次に来るパンデミックに向けた教訓だと指摘した。

　ここで、イローナ・キックブッシュ博士のような世界的な視点ではないが、今回のCOVID-19の経験で再確認できたことと同時にその対応策について、先述したように健康社会学的視点の特に「個人の健康・健康行動・健康の社会化」に注目して、私なりに1つの提案をしたい。もちろん、100年に一度の経験のない新しいウイルス感染なので、様々な科学的立場から対応の仕方・方策が提案されるであろうが、私の専門領域である「健康社会学の視点」から再確認できたことと、1つの対応策について、私見を述べたい。

　それは、COVID-19の経験から明らかになったことは、人びとのヘルスリテラシーのレベル**、人間の健康知識・態度・行動のレベル、健康の社会化（規範）のレベルによって、COVID-19の感染をめぐる諸問題に対する態度・行動が大きく異なっていると推察できることだ。人々の中には、「不要不急の外出は控えるように」と言われても出かけてしまう人、「三蜜を避けるように」と言われても守ることができない人、「マスクをつけるように」と言われてもつけない人、また「ウイルスを持ち込むな！」・「自業自得だ！」と差別的な言動をする人等、枚挙にいとまがない。一方、感染症の専門家（保健医療従事者）の間でも様々な意見が飛び交い明確な対策を打ち出せないでいる。また、感染症の専門家が科学的な提案をしても政治家の判断で適切な

対策を打ち出せない事態も生じている。感染の拡大を抑えたい専門家と経済を優先したい政治家のGo toトラベルやGo toイート等の思惑の相違（認識のズレ）と思われる。このようなCOVID-19状況下で、高齢者の健康を守るための社会的処方の提案も見られた。「具体的には、ウオーキングや水泳などの身体活動より、囲碁や手芸などの文化活動やボランティをはじめとした地域活動がフレイル・リスクを抑制することが明らかになった。また、コロナ禍で分断されたつながりはオンライン上で補える」と述べている。（飯島勝矢：週刊医学界新聞、2020年8月24日）と同時に「コロナ患者の最後、さよなら言えずに家族に残る喪失感」（朝日新聞朝刊 2020年12月3日）の問題も我々は経験した。人々の生死の問題も改めて考えさせられた。COVID-19は、人類に改めて健康に生きることの大切さを訴えているように思う。人々は、生まれた後、幼稚園・保育園から小学校・中学校・高校・専門学校・大学まで、そして社会に出てから中年期・高齢期を経て死に至るまで健康をめぐる様々な出来事を経験して、ヘルスリテラシーのレベルを決定している。そのレベルを高くする、すなわち状況を適切に評価して冷静沈着に対応するためには、人びと自身が確かな健康についての学びを日常生活に活かすと共に、人びと自身が主体的に健康行動を制御しコントロールするための「健康社会制度」（規範）の必要性がある。なぜなら、ヘルスプロモーションは、人びとが日常生活を健康に過ごすための「生活戦略」であると同時に人々の健康を支援するための適切な健康政策を打ち出す政府の「政治戦略」でもあるから…。このような認識に立つと、厚生労働省がリーダーシップを発揮し集団の健康を守るための予防策を推進する「公衆衛生」の価値、換言すれば、新しい公衆衛生（New Public Health ＝ Health Promotion）の価値と必要性を再認識しなければならないことが改めて理解できる。

　現状の日本の健康政策をみると、厚生労働省は"WHOの社会的決定要因に関する概念的枠組み"を提示し、健康の社会的決定要因の重要性は明らかにしているが、改善・改革すべき具体的な課題については明確に位置づけていない。この点は、大きな課題である。生活習慣、生活環境、生活水準、経

済、教育、保健医療、福祉、ヘルスリテラシー、社会的ネットワーク、社会的サポート、ソーシャルキャピタルなど、多くの課題が山積し、入り組んでいるため複雑であることは確かである。

　その解決策に国連のSDGsを取り上げて論じてみたい。国連のSDGs（Sustainable Development Goals：持続可能な開発目標）は、2015年9月の「2030年アジェンダン」で、国際社会が2030年までに貧困を撲滅し、持続可能な社会を実現するための指針として設定された17の目標を掲げている。WHOはSDGsの中心に「目標3：Good Health and Well-being（すべての人に健康とwell-being）」を置き、その周りに他の16の目標を配置している。（図WHO：健康とwell-being）を中心としたSDGs、それは「健康」がすべての到達目標に直接的あるいは間接的に関わるものだからである。

　このSDGsを意識して、赤坂清隆氏はつぎのようなコメントをある講演でしている。「目を世界に転じると、SDGsの掛け声の下、政治、経済、社会面の様々なグローバルな課題に取り組む動きが強まっており、その中で

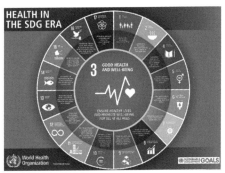

図WHO：健康とwell-beingを中心としたSDGs

日本の役割への期待は大変大きなものがあります。元祖グローバル人材ともいえる森英恵さんの言うように、日本人には世界に先駆けて様々な問題に取り組む宿命があり、そのような使命感こそが創造のパワーを生み出すと思われます。21世紀が不確実な世界だからこそ、意欲がある人たちにはチャンス到来ともいえるでしょう。青春とは年齢ではなく、臆病さを退ける勇気、安きにつく気持ちを振り捨てる冒険心だとのサミュエル・ウルマンの詩を引用して、老いも若きも、勇気を出してこの不確実な時代を元気に生き抜きましょう」と呼びかけている（2020年12月7日：食の新潟国際賞財団主催講演「これからの世界と日本—不確実な時代をどう生きるか?」）赤坂清隆氏

のメッセージから「このような不確実な世界だからこそ、人類共通の課題COVID-19の克服に英知を絞り、全ての人々が協力し合って前向きに生きていくことの大切さと共に未来を生きる人類の強さと可能性に気づかされた。」

最後に、WHOのSDGsの「健康」を中心に置いた考え方を意識して、COVID-19蔓延下での健康な社会システムづくりについて、健康社会学的視点から一つの提案をして、まとめとしたい。

具体的には、全ての人々が健康の価値を再認識して、自らの立場で「今できる」行動・活動に協力し合って取り組むことである。

人々（一般市民）のヘルスプロモーション・教育システムづくり、保健医療従事者のヘルスプロモーション・教育システムづくり、教育関係者のヘルスプロモーション・教育システムづくり、企業関係者のヘルスプロモーション・教育システムづくり、行政職のヘルスプロモーション・教育システムづくり、政治家のヘルスプロモーション・教育システムづくり、そして、マス・メディア関係者のヘルスプロモーション・教育システムづくり等である。これらの総合的なヘルスプロモーション・教育システムづくりは、必ずや国民の健康と幸福の達成に貢献することであろう。

結論的に言えば、すべての人々のヘルスリテラシーの向上が、COVID-19流行下での健康な社会システムづくりのための"一つの鍵"であるからである。

そこで、健康社会学者（日本ヘルスプロモーション学会の会長並びに日本HPHネットワークのCEO）としてお願いしたいことは、皆様一人ひとりの置かれた立場から、関わっている身近な人々のヘルスリテラシーの向上を目指したヘルプロモーション・教育システムづくりの取り組みを最優先して進めて頂きたいことである。

そして最後に、COVID-19流行下で確信したことは、人々が生きていくためには、「愛のエネルギー」が必要だということだ。「愛とは、愛する人と共に『今』を生きていることの喜びを共感し、未来を力強く生きていくための主体的な行為である。愛は、共に『いる・ある』ことの価値とマナーを自覚させてくれる。」からである。

＊健康の社会化とは、人間が当該社会における、健康知識、健康態度、健康行動の様式を内面化し、人生や生活の質（QOL）を高め、真の自由と幸せを獲得していく過程である。（島内憲夫・鈴木美奈子著：健康社会学講義ノート、P.22、垣内出版、2018.）

＊＊ヘルスリテラシーとは、より良い健康を促進し、維持する方法に関しての情報にアクセスし、理解し、利用するための個人の意欲や能力を決定する認知的・社会的スキルである。（Don.Nutbeam、2000.）
＊＊ヘルスリテラシーとは、家庭とコミュニティ、職場、ヘルスケア、商業界、政界において、健康のために適切な意思決定ができる能力、人びと自身の健康をコントロールする力、情報を探し出す能力、責任をとれる能力を増大させる重要なエンパワメント戦略である。（Ilona.Kickbusch、2006）
（島内憲夫編訳・大久保菜穂子・鈴木美奈子訳「21世紀の健康戦略シリーズ7　ヘルスリテラシーとは何か？〜21世紀のグローバル・チャレンジ〜」、垣内出版、2017.所収）

付記：個人史の中の健康社会学

〜 健康社会学的創造力の源泉（エネルギー）〜

　健康社会学的創造力は、先述した先達の「社会学的想像力」への思い・期待を基礎としつつ、私自身の個人史の中で出会ったさまざまな人びとの深いかかわり合いの中から生まれてきた。なぜなら、健康社会学的創造力は、なににもまして人びととの「心的共有空間」で生じる「心的交流」を必要としているからである。その人びととは、**表-付記1**に示した方々である。

　澤口進先生（順天堂大学体育学部助教授）とは、私が17歳（高校2年生の3月）の時に高知に先輩の高知学芸高校と順天堂大学体育学部出身の**水田賢二先生**（旧姓松村先生）の結婚式に主賓として来られた時に、運命的な出会いをした。結婚式場で水田先生の教え子である我々のテーブルに来られて、私を抱きしめて「島内君、順天堂大学に来なさい！」と耳元で語られたことを契機に、順天堂大学体育学部に入学することになった。以来、健康社会学（当時は保健社会学）は、私自身のライフワークとなり、離れられないものとなった。学部の1年生から4年生、大学院の2年間、そして助手の3年間、ほぼ毎日先生との生活であった。特に、澤口進先生の日常生活での口癖「島内、健康って何だ？」は、私の心に刻み込まれて消えることはなく、大きな疑問・課題となり、今日に至っている。

　山本幹夫先生（順天堂大学体育学部教授）との出会いによって、地域保健の必要性を、特に住民中心の地域保健活動、健康教育の大切さを心に常に抱く

ようになった。入学試験の面接で、山本先生に「順天堂大学にはどうして大学院がないのですか?」と質問した私に、山本先生は「君が卒業する頃には大学院ができているよ!」と応えて下さったことが今では懐かしい思い出となっている。実際、私が4年生の時に体育学部に大学院(体育学研究科)ができた。私は1期生になるつもりだったが、予定より早く大学院ができたので、2期生になってしまった。今でも「1期生になりたかった!」と思っている。それから、山本幹夫先生は独特の甲高い声で「一にも、二にも健康教育だ…!」と口癖のように語っていたことを覚えている。日本の大学(順天堂大学体育学部健康教育学専攻)で最初に健康教育学を講義したのが、山本幹夫先生である。澤口進先生の保健社会学と山本幹夫先生の健康教育学が、WHOが提唱しているヘルスプロモーション(オタワ憲章・バンコク憲章)の基礎学であるし、IUHPE(International Union for Health Promotion and Education)に繋がる根底の学問なのである。また、山本幹夫先生は人類生態学(Human Ecology)の必要性も説いていたが、これはイローナ・キックブッシュ博士が説いていた社会生態学(Social Ecology)に通じるものである。

　大西正男先生(東京医科歯科大学歯学部予防歯科学教室教授)との出会いは、WHOによる歯科保健活動の国際比較を通して国際的な視野を学ぶこととなった。大西正男先生にもWHOのヘルスプロモーションに通じる考え方を教えて頂いた。今にして思うと、澤口進先生、山本幹夫先生そして大西正男先生によって、WHOヘルスプロモーションの基本概念と戦略をイローナ・キックブッシュ博士にお会いする前に、私は理解していたと思う。なぜなら、イローナ・キックブッシュ博士にお会した時、彼女の力説するWHOヘルスプロモーションの基本概念と戦略を違和感なく理解できたからである。ちょっと言い過ぎかも知れないが、当時「WHOは遅れているな!」と正直思った。この話は私事であるが、大西正男先生の教室に居た結婚相手となった**徳増暁美さん**と1974年の3月に出逢うことになり、出逢ってから7か月後の10月31日に結婚式を挙げて、自らの家族形成を通して健康社会学的創造力を高める基礎づくりを始めることになった。そして、私の健康社会学的創造力の

原点は、妻との「心的共有空間」での「心的交流」を通して感じた妻の優しさと心の深さにあると信じている。なぜなら、怠慢な私を常に叱咤激励し、健康社会学者としての責任と自負を促すと共に私の健康社会学者としての可能性を信じ、日常的な支えをしてくれたからである。特に、日本公衆衛生学会発表の抄録原稿を素敵な字で書いてくれたことは、今でも鮮明に覚えている。現在は、ワープロの時代なので、個性的な「字」をみることは全く無くなったが、「手書き」も人間性を理解するには必要不可欠なことかもしれない。18歳から24歳まで、ほとんどの時間を澤口進先生と過ごした反動なのか、恋愛経験のない私は、初めて出逢った徳増暁美さんに心を惹かれ、一挙に結婚に至ったのであるが、これもまた人生、「出逢いの瞬間こそ愛のすべて!」を想起させた出来事であったと回顧している。

　想えば、**森岡清美先生**（東京教育大学教授）との出会いは、大いなる感激であった。私の学問に対する謙虚さと社会学への一層の憧れは、森岡清美先生との出会いによって生じたといっても過言ではない。なぜなら、私の修士論文の一部「家族周期と健康管理」を森岡清美編「現代家族のライフサイクル」（培風館、1977）に掲載してくださったからである。「現代家族のライフサイクル」の執筆者は、私（助手）以外はすべて教授クラスの先生方であった。そのことをきっかけに、私は森岡一派として、日本社会学会へデビューすることになったからである。また、鮮明な記憶として残っていることがある。私は体育学部出身であったが、森岡先生は「社会学部を出たから社会学の専門家ではなく、今何を研究しているかによって、その人の専門が決まる。君は、家族について社会学的に研究しているから、社会学者だよ!」と言って下さったことを今でも覚えている。

　保健社会学ゼミナールの先輩である**若狭衛さん**（元埼玉県職員）と**小山修さん**（元愛育総合研究所職員・元健康社会学研究会代表）との出会いは、澤口進先生の門下生となった時から始まっていたのであるが、私が健康社会学研究会の前進である「保健社会学研究会」を創ろうとした時に、常に前向きな姿勢で私の学問的な構想の実現に献身的な支援をしてくれた。本書の基礎とな

る島内憲夫「保健社会学の理論構成」（若狭衛・小山修・島内憲夫編著：保健社会学—理論と現実—、垣内出版、1983.）をまとめるチャンスを与えて下さった。しかしながら、恩師が保健社会学と称していたことから、私自身も心の中では「健康社会学だよな!」と想いながら、「保健社会学」を出版したことは、その後の私の大きな悩みとなってしまい、健康社会学の理論体系モデルの構想は、長いトンネルの中、闇の中に埋没してまった。順天堂大学国際教養学部を2021年3月31日に退職することになった私は、退職前に、この長いトンネル(38年間)から抜け出すことを決意したのである。なぜ、「医療」でなく「保健」でなく「健康」なのかと言えば、「医療」の中心は病院・診療所の医師・看護師、「保健」の中心は保健所・市町村保健センターの「医師」「保健師」であり、一般市民・地域住民ではないからである。そのような意味合いから、「健康」の中心である「市民」「地域住民」を舞台の中心に置く、健康社会づくりを目指す「健康社会学」の構想を思い立ったのである。

　一方、世界に目を転じてみれば、1986年「ヘルスプロモーションに関するオタワ憲章」が提唱される時に、コペンハーゲンで**WHOヨーロッパ地域事務局のイローナ・キックブッシュ博士**に出会ったことは私の活動を大きく広げるきっかけになった。健康社会学が、世界に役立つことを認識させてくれたターニング・ポイントであった。また、1990年に**ウエールズ医科大学大学院のドン・ナットビーム教授**と出会ったのを契機として、私は「Health Promotion International」誌の編集員を引き受けることになった。以後、世界の新しいヘルスプロモーション情報を日本に紹介することができるようになったことは、日本におけるヘルスプロモーション・ムーブメントを一層容易にした。そしてWHO西太平洋地域事務局のローズマリー・エルベン博士（心理学者）との出会いは、**順天堂大学にヘルスプロモーション・リサーチ・センター（WHO指定研究協力センター：1992年設立、1993年WHO指定）**を設置する意欲を私にもたせてくれた。私は、1992年に順天堂大学ヘルスプロモーション・リサーチ・センターを設立したが、1993年から西太平洋地域事務局より「健康行動とヘルスプロモーション」を課題としてWHO指定研究協

力センターの指定を受けた。所長は、初代は医学部公衆衛生学教室の福渡靖教授（故人）、2代目は医学部衛生学教室の稲葉裕教授、3代目はスポーツ健康科学部長の青木純一郎教授（故人）、そして4代目はスポーツ健康科学部教授の私であった。私は、2007年に所長職に就くまで、設立当初からコーディネーターを務め、コンテンポラリー・アドバイザーとして西太平洋地域（タイ・フィリピン・中国・オーストラリア等）でヘルスプロモーション活動を推進してきた。しかしながら、私が2015年にスポーツ健康科学部を退職することになったので、WHO指定研究協力センターを辞退した。

　現在は、学校法人順天堂理事長の小川秀興先生に許可を頂いて、2016年に順天堂大学国際教養学部にグローバル・ヘルスプロモーション・リサーチセンターを再設置し、初代の所長を2021年3月まで勤めた。現在は、国際教養学部教授の湯浅資之先生が所長を務めて下さっている。ちなみに、イローナ・キックブッシュ博士とドン・ナットビーム博士も本センターの顧問を勤めている。

　また、2002年の建野正毅先生（国立国際医療研究センター）との出会いは、日本ヘルスプロモーション学会を一緒に設立することになったが、先生は副会長を快く引き受けて下さった。お返しではないが、私は国立国際医療研究センターで海外に派遣される専門家の研修（ヘルスプロモーション担当）のお手伝いをすることになった。建野先生は、医師であるが「ヘルスプロモーション」の必要性を心より願っていた先生の一人である。

　それから、医師と言えば、もう一人紹介しておきたい先生がいる。それは、2015年に出会った公益社団法人福岡医療団理事長・千鳥橋病院予防医学科科長の舟越光彦先生である。私は舟越先生との出会いから日本HPH（Health Promoting Hospital）ネットワークのCEOを引き受けることになった。私は日本でのヘルスプロモーションを1987年以来推進してきたが、病院でのヘルスプロモーションは難しいと感じていた。しかしながら、舟越光彦先生との出会いによって、病院でのヘルスプロモーションが始まったのである。ちなみに、舟越光彦先生は、日本HPHネットワークのコーディネーターを務め

ている。偶然であろうが、**湯浅資源先生**と**舟越光彦先生**は、二人とも私が翻訳した21世紀の健康戦略シリーズ2の「ヘルスプロモーション〜WHO：オタワ憲章〜」（垣内出版、1990年）の翻訳を手にして、「これからの時代はヘルスプロモーションだと確信した！」と回顧している。

ここであえて伝えておきたいことがある。それは、WHOのヘルスプロモーションと軌を一にする「健康社会学」が、順天堂大学で生まれたということである。私が「健康社会学」と命名し、今日までその体系化に日々務めてきた。今どきと言われるかも知れないが、私は、私と教え子達を「**順天堂学派**」とあえて言わせて頂きたい。

以下に、**順天堂学派**の中心人物、私の教え子・弟子を紹介しようと思う。まず、私が留学中（1986年〜1987年）、最初の助手として留守の切り盛りをして下さった**齊藤恭平先生（現東洋大学ライフデザイン学部教授・元学部長・現日本ヘルスプロモーション学会副会長）**を紹介したい。齊藤恭平先生は、つぎのように私との出会い・思いについて、語っている。

島内先生との出会い：学部3年生初回のゼミで、R.デュボスの「健康という幻想」を紹介され、それまでの学部の健康に関する学びが転換する。以降、毎日のようにゼミ室に通い詰める中で、島内先生から健康の社会学的発想の必要性を強く洗脳される。学部生のころより健康社会学研究会（当時は保健社会学研究会）にも同行させていただき、健康（保健）社会学の諸先達の方々から研究に関する強い刺激を受けた。**ヘルスプロモーションとの出会い（保健社会学から健康社会学へ）**：1986年は私にとってピンチとチャンスの年であった。島内先生のサバティカルで助手の1年目にして研究室の切り盛りを任せられることは大変であったが、先生のサバティカル先からダイレクトにヘルスプロモーションの成立プロセスに関する情報を頂けたのは、今になって考えると、研究者として最高の幸せであったと思う。国内にいた研究者で最初にヘルスプロモーションのオリジナルに接することができたという自負が研究者としての私を支えているといっても過言ではない。その後、国内のヘルスプロモーションの普及と健康社会学の学問的確立に関してお手伝いさせて

いただいたことは、私の研究者人生における充実の時期であったと思う。そして、順天堂大学の助手のあと、勤め先に関しては様々紆余曲折もしたが、現在は東洋大学で健康社会学を標榜させていただく身となっている。これも島内先生のおかげであると深く感謝をしている。先生は普通の保健体育の先生を目指していた私を大学人として、また研究者として導いてくれた恩人である。何もわからない大学生の私を健康のための社会創造の喜びへと人生のベクトルを定めて頂いた方である。社会学者に引退はないので、大学人としては退かれても、現役健康社会学者として私たちに叱咤と刺激を頂くことを願う。

　つぎに大学院生の**長岡知先生（現順天堂大学スポーツ健康科学部健康学科准教授）**である。

　島内先生との出会い：学部3年生の春、健康管理学研究室ゼミ（当時）の扉を叩くと島内先生が近づき、手をさしのべてきた。最初の握手である。あれから35年が過ぎ島内先生とは何度、握手を交わしてきただろう。その都度、島内先生からは励ましと学問への情熱、人生の薫陶を注入されてきた。自分の将来のこと、どう生きるべきか、人生を模索している私たちには、人生の先輩としての島内先生の言葉は心に刺さった。島内先生との問答を通して、「健康」というこの言葉に秘められた学問の奥深さと厳しさを教えられた。「健康とは何か」このテーマが自分の人生の問いに変わっていったのである。保健体育教員を目指していた私は1986年、ヘルスプロモーションが産声あげた年、大学院へ進学した。当時の私にとって保健社会学（現健康社会学）は難解で、つかみどころない学問として映っていた。そして指導担当教員である島内先生の1年間のサバティカル留学。そんな私にとって力強い兄貴が齊藤恭平先生の存在であった。留学先から送られてくるヘルスプロモーションに関する英文資料を翻訳することが二人の日課となった。内容は理解できないながらも島内先生から送られてくる手紙の文面から何か大きな胎動を感じていた。あれから35年が経ち、WHOの世界的健康戦略となったヘルスプロ

モーションの胎動を当時、薄暗い研究室で齊藤先生と共に感じとっていたことを思い出すと身震いすら覚えるのである。翌年、島内先生が帰国され日本におけるヘルスプモーション活動の啓蒙普及は加速化していった。第1回ヘルスプロモーション世界会議が東京で開催され、スタッフとして参加する機会を頂けたことに感謝している。そして、大学院修了後、高等学校の保健体育教員として学校現場で働きはじめた。直接、お会いする機会は少なくなってしまったが、学校現場で問題に直面した時、「島内先生ならば何と助言してくださるだろう」と自問自答をしていた。私の人生にとって島内先生が大きな存在になっていたことに改めて気づくことになった。島内先生のお話しの中には「出会い」、そして「夢」というフレーズがよく出てくる。現在、私は順天堂大学で保健体育教員養成のために教鞭をとっている。今ここにいる自分は大学3年生の春、先生との最初の握手からはじまった出会い（縁）が結んだものである。そして大学教員として、これかも島内先生から頂いた多くの言葉を学生へ伝え、新たな出会い（縁）を紡いでいこうと思う。

　つぎに、**松岡正純さん**（1993年：白井市市民活動支援課課長）、**森川洋先生**（1995年：帝京平成大学准教授・健康社会学研究会代表）・**林二士先生**（1995年：札幌国際大学短期大学部講師）、**助友裕子先生**（1996年、日本女子体育大学教授））、**鈴木美奈子先生**（2004年：順天堂大学国際教養学部准教授）との出会いについて語ろう。

　松岡正純さん（千葉県白井市市民活動支援課課長・元健康社会学研究会代表）との出会いについて、彼によるとつぎのようなものであった。「私は大学3年生の時に健康調査法、健康社会学の授業で島内先生と出会ったことが進路転換のきっかけとなりました。当時、私はスポーツ医学を志していましたが、授業で「これからは健康を創るという発想にたち、生活者の健康観をもとに社会やまちの未来を創っていくことが重要だ」という先生の新たな発想と熱いメッセージに大きな感銘を受けました。先生はこれからより良い社会に変えていくために、制度や政策の転換の重要性を説きながら、前向きな未来志向で私を健康なまちづくりの世界に導いてくださいました。私の健康なまち

づくりにかける思いは、その時から今まで変わることなく情熱として心に生き続けています。」松岡さんとの思い出は、私の日本でのWHOヘルスプロモーション推進の思いに真剣に応えて、学生自身が主体的に企画・運営をする第1回インター・カレッジ・ヘルスプロモーション・セミナー（ICHPS）を群馬県の万場町で開催してくれたことが忘れられない。

　森川洋先生（帝京平成大学准教授・現健康社会学研究会代表）との出会いは、彼が3年生になる直前、健康社会学ゼミに入るための面接の時でした。その時、私は彼と握手をしたことを覚えています。森川先生は次のように語っています。「私は健康学科にいながら、初めて『健康』という言葉の魅力について、語ってくださったのが島内先生です。日常生活で誰もが使う言葉の中に、考察のヒントがあることを気づかせてくださいました。現在、社会福祉分野に身を置いていますが、「健康観」「健康社会学」「ヘルスプロモーション」がいつも念頭にあります。他者をイメージしながら語る「福祉」概念よりも、自分をイメージしながら語ることのできる「健康」概念に魅力と可能性を感じています。」

　林二士先生（札幌国際大学短期大学部講師）は、学生時代から「子どもの健康づくり」関心があり、現在もそれは変わることなく「子どもの健康づくり」をテーマに子どもの運動遊びやその指導技術の研究、また子どもの健康づくりを通して地域の健康づくりに携わっている。

　彼は、大学4年生のある授業において、私に司会を任されたことで「期待されている」と勘違いし、健康社会学に興味を頂いたと思われる。彼曰く、「当時自分の進路で迷っていた時に、授業内で島内先生から『君たちは世の中を変える人なんだ!』との一言で、自分の興味や関心のある『子どもの健康づくり』で社会の役に立てる学問をしたいと思い、島内先生の指導を受けようと大学院を目指すこととなり、今や『子どもの健康づくり』が自分のライフワークとなっている。現在、大学教員で保育士（子どもの健康づくりのキーパーソン）の養成に携わっているが、学生時代に島内先生から学んだ健康社会学やヘルスプロモーションがベースとなっている。」

助友裕子先生（日本女子体育大学教授）は、大学院を修了した後、健康社会学を目指した最初の女性として健康社会学研究室に助手として残ってくれた。その後、イローナ・キックブッシュ博士が教授として務めていたアメリカのエール大学で、1年間グローバル・ヘルスプロモーションを学び、その後順天堂大学大学院医学研究科博士過程で稲葉裕教授の指導を受けることとなった。彼女とは、「ヘルスプロモーションのすすめ〜地球サイズの愛は、自分らしく生きるために〜」（垣内出版）を一緒にまとめることになったが、彼女は「あとがき」で、諸先生方の論文から様ざまな情報を整理しきれていなかった助手である今日。…（中略）…ヘルスプロモーションはとても素敵な概念です。それは日本に最初にそれを紹介した私の師である島内先生の温かな人柄によるものかもしれません。一方でこの5年間という短い月日の中で私が痛感していることは、わが国において、近年様ざまなモデル・活動を通してヘルスプロモーションの考え方が混乱しているのがとても残念だということです。オリジナルはここにあると言いたい。伝統菓子も必ず『元祖』あっての菓子なのですから。」と記している。この頃の私は、ヘルスプロモーション普及活動として、全国自治体に講演活動へ出向いていたが、そこに彼女をよく同行させたものである。訪問の所々でその土地の銘菓を楽しんだ。その時、彼女はいつも名菓の特に『元祖』にこだわった。彼女のこだわりは、ヘルスプロモーションへの追究姿勢も同じであった。ヘルスプロモーションの個人モデルと社会モデルを、それぞれ、私の「健康とは何か」とイローナ・キックブッシュ博士の「健康はどこでつくられているか」といった2つの問いで整理してくれている。その後、彼女は、国立がん研究センターの研究員を経て、日本女子体育大学で教鞭をとるようになり、公衆衛生や健康教育のコア概念としてヘルスプロモーションを説いている。長年にわたり私が非常勤講師を努めていた女子栄養大学大学院のヘルスプロモーション論は、私の定年を機に彼女へバトンタッチすることにした。

　鈴木美奈子先生（順天堂大学国際教養学部准教授）は、女性として二人目の助手である。彼女との出会いは、奇跡としか言いようのない出来事であった。

「未来が突然私の目の前に現われた」といった感じであった。時間と空間の中で生じる人と人との交流から生まれるエネルギーを健康社会学の分析の視点の中心に置いていた私には、彼女の存在は輝いて見えた。それは、彼女の心の優しい、素直な人であったからでもある。あの時の確かに、彼女との間にシンクロニシティ（意味ある出逢い）によって、新しいエネルギーが私の中に生じていたことだけは確かでした。彼女は、ゼミナールの面接に私の研究室に現われ時に、「先生、私が順天堂大学に来た理由が"今"分かりました。私は先生と出逢うため、健康社会学と出逢うために、この大学に来たのですね!」と話された。さらに、「島内先生との出逢い…それは私にとって、まさにシンクロニシティだったのですね!」と輝いた目で私に熱く語ってきました。私は、その時以来「彼女を順天堂大学での健康社会学の継承者にしよう!」と心に誓いました。残念ながら、彼女は、2019年4月に順天堂大学スポーツ健康科学部から国際教養学に移籍したので、澤口進先生から始まった60年間継承・発展してきた体育学部・スポーツ健康科学部での健康社会学研究室は無くなりました。しかしながら、2019年に国際教養学部に移籍した鈴木美奈子先生が、ヘルスプロモーション・健康社会学研究室を主宰しているので、順天堂大学での「健康社会学」の「火」は消えることなく、燃え続けている。

井口明彦さん（新潟リハビリ看護医療専門学校 理事長）は、新潟大学から私の価値観に共感して、大学院に入学して来たが、彼は「自分がやってみたいことが、医療なのか、スポーツ理論なのか、公衆衛生なのか、政治なのか、と探求していた時、健康スポーツ科学科の授業の教科書であった「ヘルスプロモーションのすすめ～地球サイズの愛は、自分らしく生きるために～」（垣内出版）を読んだ時に「これだっ!」と思ったそうだ。彼は、現在でも日本における「健康社会学・ヘルスプロモーションの祖」は島内先生をおいて他にないと豪語している。

　そして最後に、私の健康社会学に憧れて近づいてきた2人の大学院生（順天堂大学大学院医学研究科博士課程在籍）を紹介しておきたい。一人目は、

鈴木美奈子先生の指導のもと、スポーツ健康科学部大学院で修士論文書いた**植田結人君（順天堂大学医学部医学研究科博士課程）**である。彼が入学した1年生の時、私の健康科学概論の講義を聞いて、健康社会学を目指すと心に決めたとのことでした。彼は、入学当初、「魅力的な人間になる」ために大学生活を過ごそうと思っていたようだ。私の講義中での振る舞いや学生にかける言葉、聴く人によっては綺麗事に聞こえるような言葉を学問として語る姿を見て、私のような教員になりたいと思っていたのこと。私は2015年3月にスポーツ健康科学部を退職することになったので、直接の指導はできないままであったが、2019年10月より順天堂大学医学部大学院医学研究科の併任になったことで、再び彼と交流することになった。これも何かの縁かも知れない。

　二人目は**池田汐里さん（順天堂大学大学院医学研究科博士課程）**である。女性で健康社会学を目指して私の下に現れた3人目の女性だ。彼女は、私が医学部大学院医学研究科修士課程でヘルスプロモーションの講義をすることを知り、前触れもなく、私に論文指導して欲しいと願ってきた、彼女の健康社会学的創造力は日増しに高まっており、英語力は言うまでもないが、健康社会学者としての資質も十分あると確信している。彼女は、私との出会いについて、つぎのように語っている。

「私と島内先生との出会いは、学部時代の私からは想像もできなかった。というのも、大学4年間、先生と関わることは授業のみでゼミも他の先生（湯浅ゼミ）のところに所属していた。今ここで初めて明かすが、間接的に怒られたことがあり、自分から関わりを持とうとは思っていなかった。卒業後は就職するつもりで就職活動をしていたが、私の母は最初から修士課程への進学を勧めていた。この理由として、私が知らぬ間に母が島内先生とお話をし、意気投合していたからだ。順天堂大学を志望したのはグローバルヘルスを学ぶためだったが、実際は医師のように特別な資格のない私が出来ることは限られていると感じていた。しかし、島内先生のもとであればヘルスプロモーション・健康社会学を通して人々の健康を支え、人のためになるようなこと

をしたいという夢を実現できると感じた。私の目指す道と先生の専門分野が近いと知ったのは、4年の夏であった。結局、内定式直前に内定を蹴って進学を選択。驚くべきことに、『島内先生のもとで学ばせて欲しい！』という話をしてから合格をもらうまで、たった3か月の間に起きたことであった。先生自身も今まで関わりを持っていなかった生徒から、試験の数か月前に突然学びたいという申し出に驚いたことだろう。嵐のような出来事である。しかし、先生は快く受け入れて下さった。先生の愛の力は大きいと感じた。

　先生は私を孫のように可愛がってくださっている。大学院一期生として手探り状態の中、なんとか勉強できているのは熱心に教えて下さっている先生のおかげである。今まで先生という存在にはある一定の距離を感じるのが当たり前だったが、島内先生はそれを超えている。先生は、私にとって第二のおじいちゃんだ。」

　私にも今年の4月から大学生になった孫がいるが、孫はおじいちゃんにとって目に入れても痛くない存在である。
彼女は、健康社会学・ヘルスプロモーションの研究者を目指してきた私の最後の教え子・大学院生であるが、「人々がそれぞれの人生の中で健康を意識し、幸福で愛に溢れた生き方ができるような社会づくりの手助けをしたい。」と願う池田汐里さんとの出逢いには必然を感じる。最初の女性弟子の助友裕子先生との出逢い、二人目の女性弟子の鈴木美奈子先生との出逢い。そして、三人目の女性弟子の池田汐里さんとの出逢いには、何かの意味があると確信している。それは、今後の3人の研究・教育活動が証明するであろう。

　この付録のまとめをしている時に、順天堂大学国際教養学部の鈴木美奈子先生のゼミ学生（4年）の**森口奈菜さん**（**現順天堂大学大学院医学研究科修士課程**）が「先生私は順天堂大学医学部大学院の医学研究科に来年進学する予定ですが、先生の専門領域の健康社会学・ヘルスプロモーションについて勉強したのでご指導頂きたい！」と近づいてきた。私にとっては、直接の指導はしていないが、健康社会学・ヘルスプロモーションを目指してきた学生なの

で、もう一度仕事しようと心に決め、彼女のゼミ担当の鈴木美奈子先生に、彼女のことを伺ったところ、「森口さんは、大変勉強熱心で、研究志向の強い素晴らし学生さんです。研究者に向いていると思います。」と答えが返ってきたので、直接の指導学生ではないが、益々面倒をみようと思い、目下個人教授をしているところである。将来が楽しみな大学院生である。現在は、順天堂大学大学院医学研究科修士課程の1年生として鈴木美奈子先生の指導の下日々研鑽を積んでいる。

表 - 付記1：個人史の中の健康社会学 －健康社会学的創造力を生み出した重要な他者－

昭和42年	澤口進先生（順天堂大学体育学部助教授）との出会い 〈1967年〉（1959年 日本で最初に保健社会学を講義する）
昭和43年	山本幹夫先生（順天堂大学体育学部教授）との出会い（地域保健学を知る） （1968年） 昭和43年に順天堂大学体育学部健康教育学専攻課程に入学
昭和45年	保健社会学ゼミナールのゼミ員となる （1970年）フィールドワークで富山に行き、イタイイタイ病の現実に接する
昭和47年	修士論文「家族の保健機能に関する実証的研究 －家族周期との関連において－ （1972年）東京都杉並区で調査
昭和49年	大西正男教授（東京医科歯科大学歯学部予防歯科学教室教授）との出会い （1974年）WHO歯科診療体系に関する国際比較研究に参加する 徳増暁美さんと出遇う（現：私の妻）
昭和50年	森岡清美先生（東京教育大学教授）との出会い（第48回日本社会学会大会 （1975年）学会デビュー）家族社会学への誘い
昭和54年	保健社会学研究会発足（先輩の若狭衛・小山修さんの支え）（1979年）
昭和61年	斉藤恭平先生（最初の私の助手：健康社会学） （1985年）長岡知先生（大学院1年生：健康社会学） デンマーク・コペンハーゲン大学医学部社会医学研究所客員研究員 〈1986年〉イローナ・キックブッシュ博士との出会い ヘルスプロモーションの虜となる ＊「ヘルスプロモーションに関するオタワ憲章」提唱のプロセスを目の当たりにする
昭和62年	アメリカ・ノースカロライナ大学ヘルスサービス・リサーチ・センター （1987年）客員研究員 健康社会学研究会創設（保健社会学研究会の名称変更）
平成2年	イギリス・ウエールズ医科大学訪問 （1990年）ドン・ナットビーム教授との出会い Health Promotion International誌の編集委員となる
平成5年	健康文化都市構想（厚生省）スタート （1993年）松岡正純さんとの出会い（大学院生：健康社会学） （ICHPSの設立：初代委員長）
平成7年	森川洋先生との出会い（大学院生：健康社会学） （1995年）林二士君との出会い（大学院生：健康社会学）
平成8年	助友裕子先生との出会い（大学院生：健康社会学）（1996年）
平成11年	鈴木美奈子先生との出会い（学部生：健康社会ゼミナール希望）（1999年）

平成14年	井口明彦さんとの出会い（大学院生：健康社会学） （2002年）建野正毅先生（元国立国際医療研究センター、現株式会社ディーネットワーク）との出会い、日本ヘルスプロモーション学会の副会長に就任
平成17年	湯浅資之先生との出会い（国際教養学部教授） （2015年）舟越光彦先生との出会い（日本HPHネットーク・コーディネーター）
令和1年	植田結衣人君との出会い（スポーツ健康科学部在籍中の鈴木美奈子先生のゼミ学生）（2019年）　池田汐里さんとの出会い（国際教養学部学生：1期生）
令和2年	森口奈菜さんとの出会い（国際教養学部学生：3期生）（2020年）

鈴木美奈子先生（順天堂大学での「健康社会学」の継承者）

平成16年	順天堂大学スポーツ健康科学部健康学科健康社会学研究室　助手（2004年）
平成26年	順天堂大学スポーツ健康科学部健康学科健康社会学研究室　助教（2014年）
令和1年	順天堂大学国際教養学部助教として移籍（ヘルスプロモーション・健康社会学研究室）（2019年）
令和2年	同学部准教授（2019年）　順天堂大学国際教養学部グローバル・ヘルスプロモーション・リサーチセンター　コーディネーター

注1）
順天堂学派ではないが、私の健康社会学的創造力を豊かにして下さった大学関係の先生方を紹介しておきたい。それは、先生方との長年の交流は、形には表せないが、私に前向きに生きる力・研究・教育力を生み出して下さったからである。
　山本春江先生（元：青森県立保健大学教授・元日本ヘルスプロモーション学会副会長）、市村久美子先生（元：茨城県立医療大学教授、元日本ヘルスプロモーション学会副会長）、吉良淳子教授（現：茨城県立医療大学）、大江香織先生（現：茨城県立医療大学准教授）古川照美先生（現：青森県立保健大学教授）、鶴田来美先生（現：宮崎大学医学部看護学科教授）、吉永砂織先生（現：宮崎大学医学部看護学科准教授）、蒲原真澄先生（現：宮崎大学医学部看護学科講師）、田邉綾子先生（現：宮崎大学医学部看護学科助教）、黒田暢子先生（現：常磐大学看護学部准教授）、鎌田明美先生（現：青森中央学院大学看護学部准教授）、菊池美智子先生（現：青森中央学院大学看護学部講師）、武見ゆかり先生（現：女子栄養大学教授）、田中秀樹先生（現：広島国際大学教授）、櫻井しのぶ先生（現：順天堂大学医療看護学部教授、現：日本ヘルスプロモーション学会副会長）、中山久子先生（現：順天堂大学医療看護学部准教授）、岡本美代子先生（現：順天堂大学医療看護学部准教授）、原田静香先生（現：順天堂大学医療看護学部准教授）、仲里良子先生（現：順天堂大学医療看護学部助教）、坂井麻衣先生（現：順天堂大学医療看護学部助教）、石塚淳子先生（現：順天堂大学保健看護学部教授）。
　そして、私の健康社会学ゼミの出身者ではないが、順天堂大学スポーツ健康科学部1期生、大学院スポーツ健康科学研究科の博士（スポーツ健康科学）第1号の大久保葉穂子先生（現：順天堂大学スポーツ健康科学部准教授）を紹介しておきたい。彼女は、ある出来事をきっかけに、私の下で研究をしたいと申

し出てきた。そこで、私が非常勤をしていた聖路加看護大学の川越博美教授にポスドクの研究員として迎えて頂くようにお願いをした。その後、10年を経て、私がスポーツ健康科学部の学部長に就任した時（2014年）に、「健康教育学」の担当者として、迎えた先生である。世界は「ヘルスプロモーション・エデュケーション」と称しているが、日本では、順天堂大学と東京大学において「健康社会学・健康教育学」と称されている。要するに、「ヘルスプロモーション」は「健康社会学」、「ヘルスエデュケーション」は「健康教育学」なのである。

[著者略歴]
島内憲夫（しまのうち・のりお）
順天堂大学名誉教授。広島国際大学客員教授。1949 年 高知県に生まれる。

〈学歴〉
1959 年　南国市立日章小学校卒業
1965 年　南国市立香南中学校卒業
1968 年　高知学芸高等学校卒業
1972 年　順天堂大学体育学部健康教育学専攻卒業
1974 年　順天堂大学大学院体育学研究科健康管理学専攻修了
2007 年　博士（医学：順天堂大学医学部）

〈職歴〉
1974 年　順天堂大学体育学部助手、以後講師・助教授
1986 年　デンマーク・コペンハーゲン大学医学部社会医学研究所留学
1987 年　アメリカ・ノースカロライナ大学ヘルスサービス・リサーチ・センター留学
1992 年　順天堂大学ヘルスプロモーション・リサーチ・センター設立（コーディネーター）
　　　　　（1993 年に WHO 指定研究協力センターに認定される）
2007 年　順天堂大学スポーツ健康科学部　教授
2012 年　順天堂大学スポーツ健康科学部　副学部長・教授
2014 年　順天堂大学スポーツ健康科学部　学部長・教授
2015 年　順天堂大学国際教養学部・特任教授
2016 年　順天堂大学国際教養学部　副学部長・特任教授
2016 年　順天堂大学国際教養学部グローバル・ヘルスプロモーション・リサーチセンター所長
2017 年　順天堂大学名誉教授
2019 年　順天堂大学国際教養学部　学部長補佐・特任教授
2020 年　順天堂大学国際教養学部　特任教授
2021 年　広島国際大学　客員教授

〈社会的活動〉
日本ヘルスプロモーション学会　会長
日本 HPH ネットワーク　CEO
日本ダイバージョナルセラピー協会　副理事長
健康管理研究協議会　幹事
健康社会学研究会　初代代表

◎私の信条：
＊出逢いの瞬間こそ、愛のすべて！
＊今日一日を美しく真剣に生きる！
＊夢はあなたの明日を創る！

◎趣味：ハーモニカ、音楽鑑賞、ゴルフ

◎好きな花：バラ、あじさい

◎好きなペット：愛犬（チェリー、QP、ミトラ、てっちゃん、チャロ、ムタ、レア、ナナミ）

◎家族：妻・長女・長男・孫

健康社会学
～理論体系モデル試論～

2021年8月3日　初版第1刷発行

著　　　者　　島内憲夫
発 行 人　　峯 達朗
発 行 所　　垣内出版
　　　　　　　〒150-0098
　　　　　　　東京都世田谷区上用賀6-16-17
　　　　　　　TEL 03-3428-7623　FAX 03-3428-7625
印刷・製本　　中央精版印刷株式会社
装　　　丁　　伊藤拓希（cyzo inc.）

ISBN978-4-7734-0415-9